高等院校护理学专业系列规划教材

婴幼儿护理学

主　编　潘　琼

副主编　景云梅　王文义　王　华

编　委　张艳秋　陆喆喆　毛艳婷

　　　　杨晓君　周柏洁　合淑敏

　　　　段秋红　李溢芬　吴海丽

　　　　刘雪莲　段宝凤　吴　静

天津出版传媒集团

天津科学技术出版社

图书在版编目（CIP）数据

婴幼儿护理学 / 潘琼主编. —天津：天津科学技术出版社，2019.2

ISBN 978 – 7 – 5576 – 5983 – 7

Ⅰ．①婴… Ⅱ．①潘… Ⅲ．①婴幼儿 – 护理 Ⅳ.①R174

中国版本图书馆 CIP 数据核字（2019）第 028748 号

婴幼儿护理学

YINGYOUER HULIXUE

责任编辑：陶雨　梁旭

出　　版：天津出版传媒集团
　　　　　天津科学技术出版社

地　　址：天津市西康路 35 号

邮　　编：300051

电　　话：(022)23332400

网　　址：www.tjkjcbs.com.cn

发　　行：新华书店经销

印　　刷：天津市蓟县宏图印务有限公司

开本　787×1092　1/16　印张　12　字数　300 000

2019 年 2 月第 1 版第 1 次印刷

定价　49.80 元

前言
PREFACE

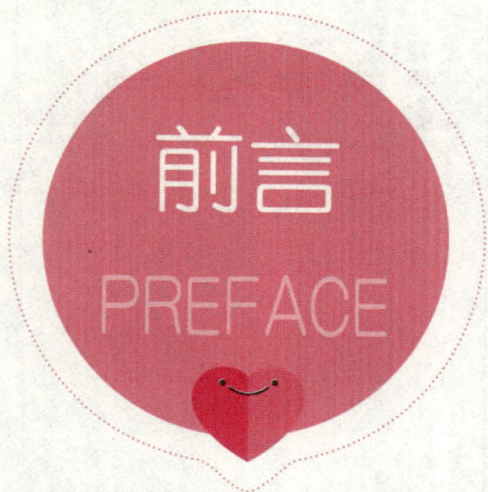

　　21世纪是一个变化莫测、催人奋进的新世纪。科学技术飞速发展,知识更替日新月异。希望、困惑、机遇、挑战,随时随地都有可能出现在每一个社会成员的生活之中。抓住机遇,寻求发展,迎接挑战,适应变化的制胜法宝就是学习,依靠自己学习,终身学习。

　　本次教材编写我们以护理职业教育的培养目标为依据,认真参照和总结国内外护理专业各层次的教材与相关资料,以全面提高学生专业素质为核心,以培养学生的实践能力为重点,坚持思想性、科学性、启发性、先进性、适用性相结合的原则,对婴幼儿护理教学内容进行了精选和更新,力求反映本学科的基础理论、基本知识和基本技能;力求体现出以应用为目的,以必需、够用为度,强调基本技能的培养,强调教材的实用性与先进性。

　　在编写体例上,本教材突出以婴幼儿的生长发育为中心,以婴幼儿日常照料、护理为框架,体现护理专业的特点,使理论与实践相结合,以便学生能全面、系统地领会和掌握婴幼儿护理学的基础理论、基本知识和基本技能,提高临床观察、分析、判断问题和解决问题的能力,使其能适应现代婴幼儿护理的需要。

　　本书由云南新兴职业学院医护老师和昆明市延安医院(刘雪莲)、云南省第二人民医院(段宝凤)、昆明市第一人民医院(吴静)共同编写,突出校企合作,理论与临床实践相结合,不断的提高教学水平和高效优质的服务。

　　在本次编写中编审、各位编者均抱着认真的态度,付出了极大的精力,但是错误与不足之处在所难免;我们希望本套教材更能符合学校教育教学的需要,得到广大教师和学生的认可;并恳请各兄弟学校的同仁批评指正。

编　者

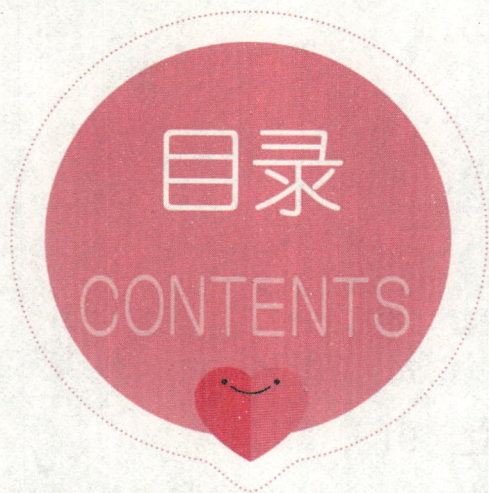

目录
CONTENTS

CONTENTS

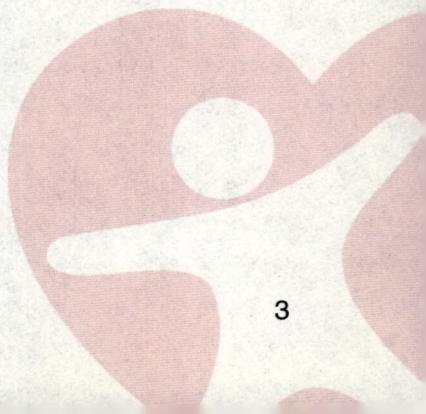

第一章
婴幼儿生长发育特点

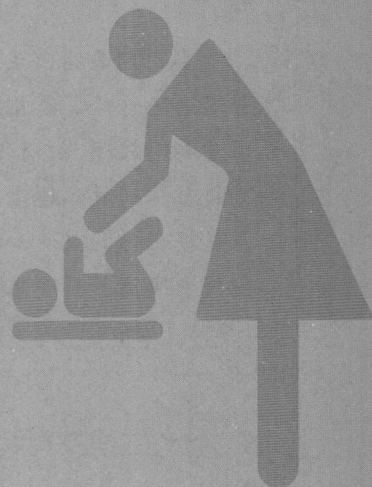

第一节
婴儿期(出生 2 ~ 12 个月)生长发育特点

婴儿期是指出生到满 1 周岁以内的时期,为小儿出生后身体动作和认知能力生长发育最迅速的阶段。婴儿在这个阶段生长发育特别迅速,对热量和营养物质,尤其是蛋白质的需求量相对较高,但消化功能尚不完全成熟,容易发生营养障碍和消化紊乱。同时,婴儿体内来自母体的抗体逐渐减少,自身免疫功能尚未成熟,易发生感染性疾病。因此,此期保健重点是提倡母乳喂养和合理添加辅食,有计划地进行预防接种,重视培养良好的卫生习惯,做好消毒隔离等预防工作。

一、生理发育特点

(一)体格生长特点

1. 体重

体重是身体各器官、系统和体液的总重量,是婴幼儿体格生长的特征,是营养状况的重要标志。出生后的前半年是生长发育的第一个高峰,平均每月增加 600 ~ 800 g;后半年每月平均增加 300 ~ 400 g。3 ~ 5 个月时的体重是出生时的 2 倍(约 6 kg),1 周岁时增至 3 倍(约 9 kg)。推算公式如下:

1 ~ 6 月:体重(kg) = 出生体重(kg) + 月龄 × 0.7

7 ~ 12 月:体重(kg) = 6 + 月龄 × 0.25

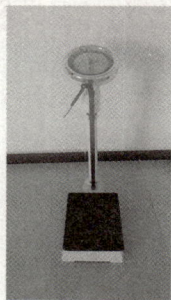

图 1-1　立式杠杆称

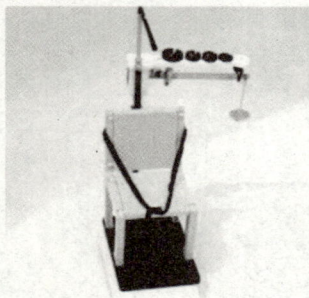

图 1-2　坐式杠杆称

体重的测量:在晨起空腹排尿后或进食后2h测量最佳,称量体重时应脱去衣裤、鞋袜后进行。婴儿用最大称量10~15 kg盘式杠杆秤测量,准确读数至10g;称量前必须校正秤至零点,婴儿卧于秤盘中央。

2. 身长

身长是指从头顶至足底的全身长度,是反映骨骼发育的重要指标。身长的增长和体重的增长一样,年龄越小增长越快。婴儿期和青春期是两个增长高峰期。在婴儿出生时身长约为50 cm,月增长3~3.5 cm,到4个月时增长10~12 cm,1岁时可达75 cm左右。

身长包括头部、脊柱、下肢的总和。三部分发育并不相同,头部发育较早,下肢较晚。因此,有时临床上需要分别测量上部量(从头顶至耻骨联合上缘)和下部量(从耻骨联合上缘至足底),并通过比较来帮助判断某些疾病。上部量与脊柱的增长有关,下部量与下肢长骨发育有关。

表1-1　2005年九市城区儿童的年平均增长情况

年龄	体重(kg/年)		身高(cm/年)		头围(cm/年)	
	男	女	男	女	男	女
0~1岁	6.99	6.46	26.9	26.3	12.1	11.4
1岁	2.44	2.40	12.1	12.0	2.0	2.0
2岁	2.38	2.47	8.7	8.8	1.0	1.3
3岁	1.95	1.94	6.9	7.2	0.8	0.7
4岁	2.57	2.21	7.3	7.0	0.7	0.7
5~6岁	2.57	2.49	6.4	6.6	0.5	0.5

身长测量:婴幼儿的身长通常用量板卧位测量。脱帽、鞋、袜及外衣,仰卧于量板中线上,头顶接触头板。测量者一手按直小儿膝部,使两下肢伸直紧贴底板,一手移动足板使其紧贴婴儿足底,并与底板相互垂直,读刻度至0.1 cm。

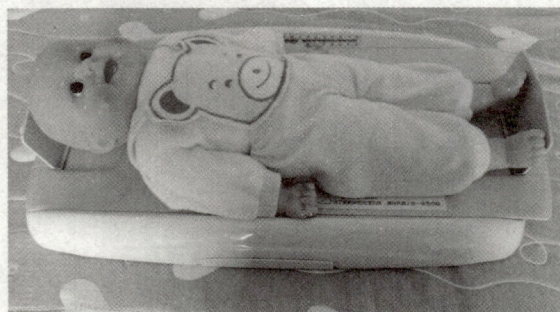

图1-3　身长测量方法

3. 头围

经眉弓上方、枕后结节绕头一周的长度为头围。头围是反映脑和颅骨发育情况的指标,在出生时平均约为 34 cm,3 个月时约 40 cm,6 个月时约 44 cm。在通常情况下,前半年增加 8~10 cm,后半年增加 2~4 cm,1 岁时平均为 46 cm。

头围测量:测量者将软尺 0 点固定于婴儿头部一侧眉弓上缘,将软尺紧贴头皮绕枕骨结节最高点及另一侧眉弓上缘回至 0 点,记录读数至 0.1 cm。

4.胸围

沿乳头下缘经肩胛角下缘绕胸一周的长度为胸围,胸围反映胸廓、胸背肌肉、皮下脂肪及肺的发育程度。出生时平均为 32 cm,比头围要小 1~2 cm,到婴儿 4 个月末时,胸围与头围基本相同,平均为 46 cm。

胸围测量:小儿取卧位或立位,两手自然平放下垂,测量者将软尺 0 点固定于一侧乳头下缘,将软尺紧贴皮肤,经背部两侧肩胛骨下缘回到 0 点,取平静呼、吸气时的中间读数,记录读数至 0.1 cm。

5.腹围

以剑突与脐之间的中点水平绕脐一周的长度为腹围。

腹围测量:婴儿取卧位,软尺 0 点固定于剑突与脐连线中点,经同一水平线绕腹一周,回至 0 点。读数记录至 0.1 cm。

(二)与体格生长相关的其他发育特点

1.骨骼的发育

(1)颅骨的发育:颅骨随脑的发育而增长,可通过头围和囟门大小及骨缝闭合情况来衡量颅骨的发育,前囟为顶骨和额骨边缘形成的菱形间隙,后囟是由顶骨和枕骨构成的三角形间隙。

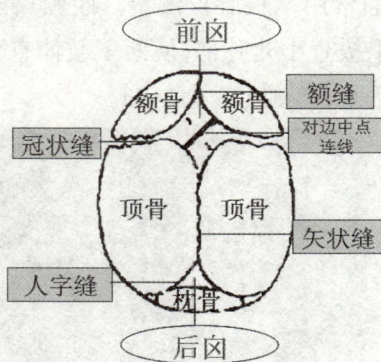

图 1-4 小儿囟门

出生时,前囟为 1.5~2.0 cm(对边中点连线长度),6 个月开始逐渐缩小,1~1.5 岁闭合。后囟出生时很小或已经闭合,最迟于生后 6~8 周闭合。前囟早闭或过小见于头小畸形,晚闭或过大见于佝偻病、先天性甲状腺功能减退或脑积水患儿;前囟饱满反映颅内压增高;前囟凹陷见于脱水或极度消瘦者。

(2)脊柱的发育:脊柱在出生后1岁以内增长最快,新生儿时脊柱仅轻微后凸;3个月左右随抬头动作,出现颈椎前凸;6个月会坐时出现胸椎后凸;1岁能行走时出现腰椎前凸,脊柱所形成的上述自然弯曲有利于身体平衡。

2. 牙齿发育

人一生中有两副牙齿,即20颗乳牙和32颗恒牙。小儿4~10个月开始萌出乳牙,12个月不出牙者视为异常。出牙顺序一般为从下到上、自前向后。

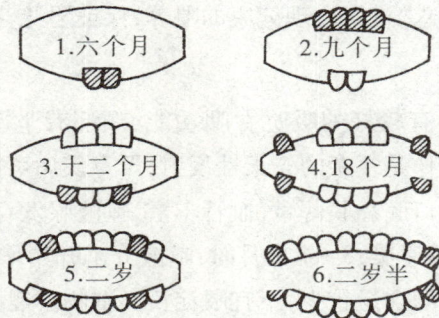

图1-5 乳牙出牙的顺序

出牙时,个别小儿可出现低热、流涎、睡眠不安、烦躁等出牙反应。健康的牙齿生长与蛋白质、钙、磷、氟、维生素C和维生素D等营养素及甲状腺激素有关。食物的咀嚼有利于牙齿生长,较严重的营养不良、佝偻病、甲状腺功能低下、先天愚型等患儿出牙延迟,牙釉质变差。护理人员要定期进行婴幼儿口腔保健。

3. 脂肪组织与肌肉的发育

(1)脂肪组织的发育:脂肪组织的生长主要表现为脂肪细胞数目的增加和体积的增大。脂肪细胞数目增加从胎儿中期开始到1岁末达高峰,以后呈减速增加,2~15岁时脂肪细胞数目增加约5倍。脂肪细胞体积的增大从胎儿后期至出生时增加1倍,以后逐渐减慢。学龄前期至青春前期脂肪细胞大小变化不大,青春期生长加速时,脂肪细胞体积又增大。全身脂肪组织占体重的百分比与生长速度一致:出生时占体重的16%,第一年增加至22%,以后逐渐下降,5岁为12%~15%。青春期第二生长高峰时,此百分比有明显性别差异,女孩为24.6%,2倍于男孩。测量皮下脂肪厚度,可反映全身脂肪量的多少、肥胖和营养不良的程度。

(2)肌肉组织的发育:胎儿期肌肉组织生长较差,出生后随着活动增加逐渐生长,基本与体重增加同步。儿童肌肉纤维较细,间质组织较多。出生后肌肉的生长主要是肌纤维增粗,5岁以后则肌肉增长明显,并有性别差异。男孩肌肉占体重比例明显大于女孩。出生时,婴儿肌肉张力较高,以四肢屈肌最为显著。伴随大脑皮质的发育,1~2月后肌张力逐渐减退,一般上肢2~2.5月龄,下肢3~4月龄肌张力正常,肢体可自由伸屈活动。

肌肉的生长与营养状况、生活方式、运动量密切相关。从小让婴儿经常进行被动性或主动性的运动,如俯卧、翻身、爬行、行走、体操、游戏等,可促进肌肉纤维增粗,肌肉活动能力和耐力增强,避免体内脂肪积累过多而致肥胖,再加上良好的生活方式,使小儿变得灵活健壮。可通过观察儿童主动运动的灵活程度和被动运动时的肌肉抵抗程度,触诊肌肉发达情况及握力来检查儿童肌肉生长。肌肉生长异常可见于重度营养不良、进行性肌萎缩等病症。

(三)婴儿消化系统及相关器官的发育特点

为了正确合理地喂养婴儿,我们必需了解该时期婴儿消化器官的发育情况,从而根据婴儿的特殊生理特点和营养需求,进行合理健康的喂养,保证婴儿营养需求。

1. 口腔

足月新生儿出生时已具有较好的吸吮吞咽功能,颊部有坚厚的脂肪垫,有助于吸吮活动。早产儿则较差。吸吮动作是复杂的先天性反射,严重疾病可影响这一反射,使吸吮变得弱而无力。新生儿及婴幼儿口腔黏膜薄嫩,血管丰富,唾液腺发育不够完善,唾液分泌少,口腔黏膜干燥,易受损伤和细菌感染;3~4个月时,唾液分泌开始增加;5个月时,明显增多。3个月以下小儿唾液中的淀粉酶含量较少,不宜喂淀粉类食物。婴儿口底浅,不会及时吞咽所分泌的全部唾液,常发生生理性流涎。

2. 食管

食管有两个主要功能:一是推进食物和液体由口入胃;二是防止胃内容物反流。新生儿和婴儿的食管呈漏斗状,黏膜纤弱,腺体缺乏,弹力组织及肌层尚不发达,食管下段贲门括约肌发育不成熟,控制能力差,常发生胃食管反应,绝大多数在8~10个月时症状消失。婴儿吸奶时常吞咽过多空气,易发生溢奶。

3. 胃

新生儿胃容量为30~60 mL,后随年龄而增大。1~3个月时,为90~150 mL。1岁时,为250~300 mL。由于新生儿胃容量小,所以新生儿喂食应当少量多次,喂食的次数应较年长儿多。婴儿胃呈水平位,当开始行走时其位置变为垂直;胃平滑肌发育尚未完善,在充满液体食物后易使胃扩张。由于贲门肌张力低,幽门括约肌发育较好,且自主神经调节差,故易引起幽门痉挛出现呕吐。胃黏膜有丰富的血管,但腺体和杯状细胞较少,盐酸和各种酶的分泌均较成人少且酶的活力低下,消化功能差。

胃排空时间随食物种类不同而异,稠厚且含凝乳块的乳汁排空慢,其中水的排空时间为1.5~2 h,母乳为2~3 h,牛乳为3~4 h。早产儿胃排空更慢,易发生胃潴留。

4. 肠

小儿肠管相对比成人长,一般为身长的5~7倍,或为坐高的10倍,有利于消化吸收。肠黏膜细嫩,富有血管和淋巴管,小肠绒毛发育良好,肌层发育差。肠系膜柔软而长,黏膜组织松弛,尤其结肠无明显结肠带与脂肪垂,升结肠与后壁固定差,易发生肠扭转和肠套叠。

肠壁薄,通透性高,屏障功能差,肠内毒素、消化不全产物和过敏源等可经肠黏膜进入体内,易引起全身感染和变态反应性疾病。

5.肝

年龄愈小,肝脏相对愈大。婴儿肝脏结缔组织发育较差,肝细胞再生能力强,不易发生肝硬化,但易受各种不利因素的影响,如缺氧、感染、药物中毒等均可使肝细胞发生肿胀、脂肪浸润、变性坏死、纤维增生而肿大,从而影响其正常生理功能。婴儿时期胆汁分泌较少,故对脂肪的消化、吸收功能较差。

6.胰腺

分为内分泌和外分泌两部分,前者分泌胰岛素控制糖代谢,后者分泌胰腺液,内含各种消化酶,与胆汁及小肠的分泌物相互作用,共同参与对蛋白质、脂肪及碳水化合物的消化。婴幼儿时期胰腺液及其消化酶的分泌极易受炎热天气和各种疾病影响而被抑制,容易发生消化不良。

7.肾脏

出生后几个月,肾小管逐渐增长后才具有吸收能力,肾小球的滤过率较低。也就是说,肾脏对于营养物质代谢后产生的"废料"的处理能力较弱。婴儿肾小管还未长到足够的长度,功能不足,排钠的能力有限,钠的慢性滞留会引起水肿。如果摄入过量的食盐,积于体内会导致成年时高血压。所以,一般提倡4个月以内的婴儿要避免钠盐的摄入。

8.消化酶

4个月前的婴儿唾液腺分泌功能较弱,唾液分泌量甚少,唾液淀粉酶活力很低,在肠腔内除胰淀粉酶外其他消化酶均已具备。此阶段除了对母乳的蛋白质、脂肪消化能力较好外,对淀粉类食物及其他动物乳类的消化能力相对较弱。从初生婴儿的这些特点来看,婴儿一生下来就具备了吃母乳的能力。所以,母乳喂养是婴儿最适合的喂养方式。此外,新生婴儿肝脏中酶活性较低,葡萄糖醛酸转移酶的活力不足,是新生儿发生生理性黄疸的重要原因之一。酶不足时对某些药物的解毒能力也较差,剂量稍大就会引起严重的毒性反应。

9.肠道细菌

在母体内,胎儿的肠道是无菌的,出生后数小时细菌即从空气、乳头、用具等经口、鼻、肛门入侵至肠道。在一般情况下,胃内几乎无菌,十二指肠和小肠上部也较少,结肠和直肠细菌最多。肠道菌群受食物成分影响,单纯母乳喂养儿以双歧杆菌占绝对优势;人工喂养和混合喂养儿肠内的大肠杆菌、嗜酸杆菌、双歧杆菌及肠球菌所占比例几乎相等。正常肠道菌群对侵入肠道的致病菌有一定的拮抗作用。消化功能紊乱时,肠道细菌大量繁殖可进入小肠甚至胃内而致病。

二、神经心理发育特点

在儿童成长的过程中,神经心理的正常发育与体格生长具有同等重要的意义。神经心理发育包括感知、运动、语言、情感、思维、判断和意志、性格等方面,以神经系统的发育和成熟为物质基础。和体格生长一样,神经心理发育的异常可能是某些系统疾病的早期表现。因此,了解儿童心理发育规律对疾病的早期诊断和生活护养很有帮助。

(一)神经系统的发育

在胎儿期,神经系统的发育领先于其他各系统,新生儿脑重约370 g,占体重的1/9～1/8,已达成人脑重的25%。9个月时达660 g。3岁时增加到1 000 g,相当于成人脑重的2/3。到7岁时达1 300 g,接近成人脑的重量。相比之下,婴儿期是脑重量增加最快的时期。出生时大脑已有主要的沟回,但较浅,大脑皮质较薄,细胞分化较差。小儿出生时,神经细胞数与成人相同,但神经突触发育还不完全,神经细胞到3岁时基本分化完成,8岁时接近成人。神经纤维到4岁时才完成髓鞘化,故婴儿神经冲动易泛化,不易形成明显的兴奋点。小儿易疲劳而进入睡眠状态,生长发育期的脑组织耗氧量较大,小儿脑耗氧占总耗氧量的50%,而成人只占20%。

脊髓随年龄而增长,在胎儿期,脊髓下端在第2腰椎下缘,4岁时上移至第1腰椎。在进行腰椎穿刺时应注意,婴儿肌腱反射较弱,腹壁反射和提睾反射也不易引出,到1岁时才稳定。3～4个月前的婴儿肌张力较高,凯尔尼格(Kernig)征可为阳性,2岁以内正常儿童巴宾斯基征呈阳性。

初生婴儿具有觅食、吸吮,握持和拥抱等先天性反射,这些反射随年龄的增长而消失。若不能引出这些反射或反射持续不退,表明神经系统异常。

(二)感知觉发育

1.视觉发育

新生儿视觉不敏锐,在15～20 cm范围内视觉最清晰;1个月时可凝视物体并具备目光追随物体移动的共轭功能;3个月时喜看自己的手,追寻活动的物体或人,调节范围扩大,头眼协调好,可随物体水平转动180°;4～5个月开始能认母亲,见到奶瓶表示喜悦;6～7个月时目光可随上下移动的物体垂直方向转动;8～9个月出现视深度感觉,能区分细小物体;12～18月时可以区别形状;2岁时可区别垂直线与直线,视力达到0.5;5岁时可以区分颜色;6岁时视力达到1.0,视深度已充分发育,此前因判断视深度不正确而常常撞到东西。视力是在外界刺激下反复练习才得以发展的,0～6岁是视力发展的敏感时期,成人应创造条件使小儿得到练习的机会。

2.听觉发育

听觉在胎儿30周左右开始发育。出生时鼓室无空气,听力差;出生后3～7日,听觉已相当良好;1个月左右,能区分言语声和环境发出的非言语声;3个月时,出现定向反应,能感受不同方位发出的声音,头可转向声源,听到悦耳的声音时会微笑;6个月时,可区别父母声音,有应答表示;从8个月开始,能区别语言的意义,听懂自己的名字,将头、眼同时转向声源;1~2岁能听懂简单的吩咐;4岁听觉发育完善。听觉的发育对小儿语言的发展有重要意义,听力障碍如果不能在语言发育的关键期内或之前得到确诊和干预,则可因聋致哑。

3. 味觉和嗅觉的发育

婴儿出生时已有良好的味觉,可对不同味道产生不同反应,4~5个月的婴儿对食物味道的微小改变很敏感,故应适时添加各类辅食,使之适应不同味道。

婴儿嗅觉出生时已基本发育成熟,新生儿能寻乳香找到乳头;3~4个月可区分好闻和难闻的气味;7~8个月能对芳香气味有反应。

4. 皮肤感觉发育

皮肤感觉包括触觉、痛觉、温度觉等。新生儿的触觉已敏感,尤以前额、眼睑、嘴唇、手掌、足底等部位最敏感。痛觉出生时已存在,但不敏感,刺激后有痛觉泛化现象。2个月后渐改善,6个月后痛觉灵敏度提高,痛觉定位逐步清晰。出生时温度觉也很灵敏,对冷刺激比热刺激更敏锐。

5. 知觉发育

知觉是人对事物的综合反映,与上述各感觉能力的发育密切相关。5~6个月时,随动作能力的发展及手眼的协调动作,小儿通过看、咬、摸、闻、敲击等活动,逐步了解物体各方面的属性。小儿的知觉是在语言的调解下进行的,随着语言的发展,婴儿从1岁末开始有时间和空间的知觉。

(三)运动功能发育

运动功能的发育是内在动力、神经运动功能的成熟、体格生长状态适当和成人鼓励的综合结果,四者共同使原始的机能逐步提高为新的技能,小儿动作发育遵循一定规律:

(1)"头尾"发展,即运动功能自头部向足部发展(唇、眼、颈、腰、上肢到下肢)。

(2)从泛化到集中。

(3)自近到远,即协调运动先出现于最近身躯的肌群而后发展到四肢。

(4)"正性"的动作(抓握、站起、往前走)先于相反的动作(放下、坐下、停步)。

(5)由粗动作到细动作。

新生儿的动作缓慢而无力,肌张力强,这是大脑发育不成熟的表现。以后由于皮质机能逐渐健全,小儿也就能掌握各种新的动作和技巧。此外,训练对运动发育也起一定的促进作用。

运动的发育分为大运动和细运动两大类。

1.平衡与大运动

这是指儿童的姿势或全身活动,具体包括:

(1)抬头:新生儿俯卧位时能抬头 1~2 s;2 个月时,能抬头与床面成 45°角;3 个月时抬头稳定;4 个月时抬头很稳,并转动自由。

(2)翻身:7 个月时,可有意在俯卧位、仰卧位和侧卧位之间转换,并迅速发展到能自由翻身。

(3)坐:5 个月左右,小儿在扶坐下能挺直躯干;6~7 个月时,能上身挺直稳定地独坐;8 个月时,可坐稳,并左右转身。

(4)爬:7~8 个月时,用手支撑胸腹,使上身离开床面或桌面,有的可在原地转;8~9 个月时,可用双上肢向前爬,但这还不是真正意义上的爬,而是在地上滑行;12 月左右,爬时才能熟练地手膝并用,做到四肢爬行。

(5)站、走与跳:8 月龄可扶站片刻;到 10 个月时,能在大人搀扶下走几步;11 月龄独立站片刻;1 岁左右扶走。大多数小儿在 12~15 个月时能够独立行走;24 月龄双足并跳;30 月龄独足跳;36 月龄时能自由地两脚交替上下楼梯;5 岁会跳绳。

2.精细运动

这主要是手指精细运动的发育。新生儿双手紧握拳,3~4 个月握持反射消失,能胸前玩手,看到物体时全身乱动,有意取物;6~7 个月能在双手间准确地传递物体和出现探索性动作,如摆弄小物体;9~10 个月能用拇指与食指捏取物体;12~15 个月学用汤匙,能握笔涂鸦,会几页几页地翻书。

(四)语言发育

小儿语言发育受语言中枢管理,需要正常的听觉和发音器官,还与后天教育、周围环境影响有很大关系。语言发展经过发音、理解和表达三个阶段。

1.语言准备阶段(初生~12 个月)

新生儿已会用各种音调的哭叫表达需求;1~2 个月开始发喉音;2 个月发"啊""咿""呜"等元音;4 个月时会笑出声;6 个月时出现辅音;7~8 个月能发出"爸爸""妈妈"等语音,但无意识;10 个月有意识叫"爸爸""妈妈";12 个月时能说简单的词,用手势指物、挥手"再见"。

2.理解语言阶段(1~18 个月)

小儿通过视觉、触觉、体位感等与听觉的联系,逐步理解一些日常用品,如"瓶""电灯"等名称;家人对婴儿发出的"爸爸""妈妈"等语言的及时应答,也使其逐渐理解这些音的特定含义。18 个月时用手势示意,使用 15~20 个字,并指认和说出家庭主要成员的称谓。

3.表达语言阶段(1 岁半以后)

当语言具有特殊意义时,听觉中枢与发音运动中枢间建立起联系通路,小儿便学会发出有意义的语言,先说单词后组成句子;先会用名词,后会用代名词、动词、形容词等;先讲简单句后讲复杂句。小儿智能发育有较大的个体差异,为了开发小儿的潜在智能,合理营养、早期教育和训练是十分重要的,各年龄语言发展见表1-2。

表1-2 小儿动作、语言和适应性能力的发育过程

年龄	精细动作	语言	适应周围人物的能力与行为
新生儿	无规律,不协调动作,紧握拳	能哭叫	铃声使全身活动减少
2月	直立位及俯卧位时能抬头	发出和谐的喉音	能微笑,有面部表情,眼随物转动
3月	仰卧位变为侧卧位,用于摸东西	咿呀发音	头可随看到的物品或听到的声音转动180°,注意自己的手
4月	扶着髋部时能坐,可以在俯卧位时用两手支持抬起胸部,手能握持玩具	笑出声	抓面前物体,自己弄手玩,见食物表示喜悦,较有意识地哭和笑
5月	扶腋下能站得直,两手各握一玩具	能喃喃地发出单音节	伸手取物,能辨别人声,望镜中人笑
6月	能独立坐一会,用手摇玩具	能听懂自己的名字	能认识熟人和陌生人,自拉衣服。自握足玩
7月	会翻身,自己独坐很久,将玩具从一手换入另一手	能发出"爸爸""妈妈"等复音,但无意识	能听懂自己的名字,自握饼干吃
8月	会爬,会自己坐起来躺下去,会扶着栏杆站起来,会拍手	重复大人所发简单音节	注意观察大人的行动,开始认识物体,两手会传递玩具
9月	试独站,会从抽屉中取出玩具	能懂几个较复杂的词句,如"再见"等	看见熟人会把手伸出来要人抱,或与人合作游戏
10~11月	能独站片刻,扶椅或推车走几步,拇、食指对指拿东西	开始用单词,一个单词表示很多意义	能模仿成人的动作,招手"再见",抱奶瓶自食
12月	独走,弯腰拾东西,会将圆圈套在木根上	能叫出物品名字,指出自己的手、眼	对人和事物有喜憎之分,穿衣能合作,用杯喝水
15月	走得好,能蹲着玩,叠一块方木	能说出几个词和自己的名字	能表示同意不同意
18月	能爬台阶,能有目标地扔皮球	能认识和指出身体各部分	会表示大小便,懂命令会自己进食
2岁	能双脚跳,手的动作更准确,会用勺子吃饭	会说2~3字构成的句子	能完成简单的动作,如拾起地上的物品,能表达喜、怒、怕、懂

续表

年龄	精细动作	语言	适应周围人物的能力与行为
3 岁	能跑,会骑三轮车,会洗手、洗脸、脱穿简单衣服	能说短歌谣	能认识画上的东西,认识男女,自称"我",表现自尊心、同情心、怕羞
4 岁	能爬梯子,会穿鞋	能唱歌	画人像,初步思考问题,记忆力强,好发问
5 岁	能单腿跳,会系鞋带	开始识字	能辨颜色,数 10 个数,知物品用途
6 ~ 7 岁	参加简单劳动,如扫地、擦桌子、剪纸、泥塑、结绳等	能讲故事,开始写字	能数几十个数,可简单加减,喜独立自主,形成性格

(五)心理发展过程和特征

1. 注意的发展

注意是对一定对象的有意识、指向性的认知过程,是获取知识和发展智力的起点。注意可分为无意注意和有意注意。无意注意是没有预定目标,不由自主的注意。有意注意则是有预定目标,通过主观意愿来支配的注意。婴儿期以无意注意为主,强烈的刺激如鲜艳的色彩、较大的声音或需要的物品(奶瓶等)都能成为小儿无意注意的对象。如 2 个月时,当色彩鲜艳的物体出现在视野内时,婴儿会睁眼注视,并发出喜悦的声音;5 ~ 6 个月时,能稳定地注意某物,但这些注意一般不持久不稳定,易分散;1 岁时,有意注意开始萌芽。随年龄增长、活动范围扩大及动作语言的发展,小儿的有意注意逐渐增多,但幼儿期和学龄前期小儿仍以无意注意为主。5 ~ 6 岁时,才能较好地控制其注意力,集中时间逐渐延长。11 ~ 12 岁时,儿童注意力的集中性和稳定性提高,注意的范围也不断扩大。

2. 记忆的发展

记忆是将感知、操作、思考和体验过的事物保存在大脑的过程。记忆从时间上可分为瞬时记忆、短时记忆和长时记忆,长时记忆又分再认和重现;从目的上可分为无意记忆和有意记忆;从方式上可分为机械记忆和逻辑记忆。小儿的认知发展遵循无意记忆向有意记忆过渡、机械记忆向逻辑记忆过渡的过程。新生儿有最简单的记忆,如只要抱成吃奶姿势,他就会四处寻找奶头。婴儿只有再认而无重现,1 岁以后才有重现。1 ~ 2 岁后,随着语言发育,记忆能力进一步增强。2 岁半时能记住儿歌。记忆再认的能力进一步增强,如 2 ~ 3 岁小儿和父母分开几个月后仍能认识。然而,婴幼儿的记忆基本上是无目的、无意识、短时为主的,小儿记忆的持久性与精确性随年龄而增长,学龄前期小儿对感兴趣的、能激起强烈情绪体验的事物较易记忆,并保持持久,以机械记忆为主,而学龄期儿童由于分析思维能力的发展以及学习任务的要求,有意记忆能力增强,记忆的内容拓宽,复杂性增加,逻辑记忆逐渐发展。

3. 思维的发展

思维是人利用理解、记忆、综合分析能力认识事物的本质,掌握事物发展规律,借助语言实现的一种思想或观念的精神活动,是认识的高级阶段。思维的发展过程分为直觉行动思维、具体形象思维和抽象概念思维。儿童1岁以后,开始产生思维。3岁前的婴幼儿的思维是直觉行动思维,如拿玩具汽车边推边说"汽车来了"。学龄前儿童以具体形象思维为主。6岁以后,通过各种形式的智力活动,逐渐学会了综合、分析、分类、比较等抽象思维方法。

4. 想象力的发展

想象是一种特殊的思维活动,它是对头脑中原有的形象进行加工和改造,创造新形象的过程。没有想象就没有创新。新生儿无想象能力,1~2岁小儿仅有想象的萌芽,局限于模仿成年人生活中的某些个别动作,如抱小孩儿喂饭等;3岁小儿的想象力仍简单贫乏,是片段和零散的想象,没有创造成分,没有预定目的;学龄前期,儿童以无意想象和再造想象为主,特点为想象的主题多变,想象与现实不能分清楚,具有特殊的夸大性,且以想象为满足;学龄期,儿童的想象便复杂起来,是有意想象和创造想象。

5. 意志的发展

意志是人们自觉地克服困难,实现预定目标的心理过程。新生儿无意志,婴幼儿开始有意行动或抑制自己某些行动时即为意志的萌芽。3岁左右经常说"不,我来弄""我要"等,就是意志的表现。意志是逐步发展的,婴儿年龄越小,积极的意志(如自觉性、坚持性、自制性)越弱,消极的意志(如依赖性、顽固性、冲动性)越强。随着年龄增长和教育过程,小儿逐步学会服从别人,或按自己的目标行事,减少受外界环境的干扰影响。培养儿童的积极意志与儿童发展创造性的思维活动、行为、个性及学习能力密切相关。

6. 情绪和情感的发展

情绪是人们从事某种活动时产生的兴奋心理状态,属原始、简单的感情,较短暂而外显,容易观察,缺乏控制。情感是人的需要是否得到满足时所产生的一种内心体验,属较高级、较复杂的情绪,持续时间长而不甚外显。情感是在情绪的基础上形成和发展的。小儿生活经历短暂,不足以形成明显情感。但早期生活中健康和良好的情绪体验对他们未来形成健康的情感至关重要。新生儿消极情绪多,如对饥饿、不适、寒冷等表现出不安、啼哭;2个月时积极情绪增多,如看到母亲时非常高兴;6~7个月时,产生与双亲的依恋、对陌生人的怯生情绪;8~10个月时,产生分离时的焦虑情绪,并越来越强;12~16个月时,达到高峰。婴儿与亲人间的这种依恋感情是小儿社会性发展的最早表现。没有建立良好依恋感情的婴儿,以后多不善于与人相处和不能很好地面对现实。随着年龄增长,小儿有意识控制自己情绪的能力增强,情绪逐步变得比较稳定;情感日益分化,产生信任感、安全感、荣誉感等。2岁开始,小儿的情感表现日渐丰富和复杂,如喜、怒和初步的爱、憎等,也会有一些不良的情绪情感反应,如恐惧。学龄前期小儿已能有意识地控制自己情感的外部表现,如故意不哭等。

第二节
幼儿期(出生 13~36 个月)生长发育特点

一、13~18 个月幼儿的生长发育

(一)生长发育

1. 体格生长

出生第二年起,体格生长开始明显较前减缓,体重平均每月增长 200 g 左右,身长平均每月增长 1.0 cm 左右。从第二年起,宝宝的胸围开始超过头围,一般前囟门也在 18 个月以前关闭(见表 1-3、表 1-4)。

表 1-3　13~18 个月男孩体格发育

月龄	体重/kg	身长/cm	头围/cm	胸围/cm
13 个月	10.42	78.0	46.9	46.8
15 个月	10.84	80.7	47.5	47.6
18 个月	11.55	83.5	48.0	48.4

表 1-4　13~18 个月女孩体格发育

月龄	体重/kg	身长/cm	头围/cm	胸围/cm
13 个月	9.64	76.4	45.6	45.4
15 个月	10.42	79.9	46.2	46.5
18 个月	11.01	82.5	46.8	47.2

2. 囟门关闭

囟门是婴儿头顶颅骨互相连接处还未完全骨化的部分,由额骨、顶骨、枕骨合并而成,有前囟、后囟两个囟门。前囟为额骨和顶骨形成的菱形间隙,又俗称"天门盖",位于头顶部前中央。婴儿出生时,前囟对边直径大小为 1.5~2.0 cm。出生头几月内,前囟会随头围的增大而扩大,一般 6 个月后随着额骨和顶骨逐渐骨化而缩小,到了 18 个月左右闭合。后囟为顶骨和枕骨形成的角间隙,位于枕部,一般在婴儿出生后 6~8 周关闭。在正常情况下,未闭合的囟门外观平坦,稍微内陷。从囟门的紧张度和闭合的早晚,可以推测婴儿的脑发育状况。如果囟门关闭过早而头围又明显小于正常值范围,这说明婴儿可能患有头小畸形;如果囟门晚闭,则多见于佝偻病、呆小病或脑积水。

有的家长担心,孩子 6~7 个月时囟门已经关闭,会不会影响智力的发展?他们甚至提

出,要不要再吃小儿鱼肝油丸和钙粉?前囟正常在18个月左右关闭,有些孩子前囟关闭较早,但并不意味着头颅不再增大,因为头围停止生长要等到13~14岁时,骨与骨之间的骨缝融合。因此,有些婴儿虽然囟门早闭,但随着脑的发育,头围依然会继续生长,一般不会影响智力的发育。但有一种情况,头小畸形的小儿,其囟门早闭,是由于脑发育差,才使得智力发育迟缓。因此,对于囟门早闭要具体情况具体分析,判定其是否会影响到孩子的智力发育,最合适的方法是定期测量头围和随访孩子的神经精神发育进程。如果头围增长速度在正常范围内,同时孩子的神经精神发育与其年龄相符,则即使囟门早闭,也不会影响其智力的发育。

(二)神经心理发育

12个月左右的宝宝已学会站和扶走,其中部分孩子已能独立开步走2~3步,用手指拿东西吃得很好;用勺吃东西时需要帮助;会用手掌握笔涂涂点点;会说一些简单的词,常常是一个词代表很多种意思;部分孩子开始主动叫"爸爸""妈妈";对一些图册中的画面有兴趣,这是有意注意的萌芽;能准确地表示愤怒、害怕、妒、焦急、同情等情感;喜欢模仿大人的动作;能听指令帮忙拿东西;能玩简单的想象游戏,如轻拍或摇动玩具娃娃。

15个月时,多数孩子已走得较稳;会拿蜡笔在纸上乱画,会翻书页(也许是2~3页一翻),能搭起2块积木;手指握杯,但握得不稳有倾斜,常常把杯子里的东西泼出;能听懂许多话,会执行妈妈的指令,如"把帽子拿来";多数孩子会主动叫"爸爸""妈妈",说一些重叠的词,如"抱抱""球球"等,常是一个词代表多种意思;会指出或说出要的东西;打开盒子,能在柜子里或橱里找东西;会表示自己的情绪,有时会发脾气、扔东西;对陌生人表示新奇;对形象生动、色彩鲜艳的画书、玩具能引起注意,但注意力容易分散;有一定的记忆力,如能认出家中其他的人。

到了18个月,宝宝已经可以走得较稳,会起步、停步、转弯、蹲下、站起来、向前走甚至向后退,扶着栏杆能一级一级上台阶;推动椅子自己坐下;牵拉玩具行走;能用力过肩掷球;叠3~4块方木;自发地用力乱涂;能自己用杯子喝水,泼出很少;已掌握一些基本自我生活料理技能,如自己会脱手套、袜子、拉开衣服的拉链,会在大人的帮助下洗手。有时也会像大人一样拿本书一页一页地翻,会按要求指出鼻子、眼睛、头发;叫出一些东西的名称;指出方向,如"在椅子上";注意力集中时间很短,不断地从一处转移到另一处;探索他所遇到的每件事;有目的地说"再见";对陌生人表示新奇;受挫折时常常发脾气;对选择玩具有偏爱;模仿家长做家务,如扫地;吃饭时走来走去,吮手指的习惯达到高峰,特别在睡觉时;会依附安全的东西,如毯子;对常规的改变和所有的突然变迁表示反对,且这个时期孩子支配事物的能力大大增强,也已经开始要用自己的行动去影响周围的环境了。他们喜欢探索新环境,发现新物品,模仿成人的动作,如咳嗽、语调等,并喜欢追逐打闹,更喜欢到室外环境中活动。

二、19~24个月幼儿的生长发育

1.生长发育

体格生长:1岁半~2岁孩子的体格生长速度仍较第1年慢(见表1-5、表1-6)。此时,小儿一般已有12颗牙,萌出上下尖牙,前囟门已经逐渐闭合。如果18个月以后前囟尚未闭合,则为前囟闭合延迟,应去医院检查原因。

表1-5 19~24个月男孩体格发育

月龄	体重/kg	身长/cm	头围/cm	胸围/cm
19个月	11.55	83.5	48.0	48.4
21个月	12.23	86.5	48.6	49.0
24个月	12.89	89.9	48.8	49.9

表1-6 19~24个月女孩体格发育

月龄	体重/kg	身长/cm	头围/cm	胸围/cm
19个月	11.01	82.5	46.8	47.2
21个月	11.62	85.1	47.4	48.1
24个月	12.33	88.8	47.7	48.8

2.神经心理发育特点

此阶段的小儿,步态明显平稳,能自如地行走;下蹲容易,如果你在地上放一个玩具让他捡起来,他会很乐意地走过去蹲下来拿起来送给你;能有目的地投掷,会用脚踢球;多数已经能扶着栏杆上下台阶,或自己攀上小楼梯然后滑下来;有的已经会跑,但跑起来还不太稳,摇摇晃晃,步幅小、步子快,容易摔倒。手的动作也更加灵活了,已能搭起4~8块积木,能握笔在纸上随意画,有的已经能模仿画直线,能用拇指和食指捏东西,会穿木珠,会自己拿勺子吃饭等。在语言方面,小儿进入了积极的言语活动发展阶段,在理解语言的基础上,说话的积极性逐渐提高,掌握的词汇量也不断增加,掌握的词类也由过去的名词、动词扩展到形容词和副词等,在原来18个月前只会叫人讲单字的基础上开始会说词组、会讲自己的名字和说一些简单的句子。例如,18个月左右的孩子肚子感到饥饿时还只是说"饭饭",21个月时则会说"吃饭",而到24个月左右时,已经会很清楚地表达"我要吃饭"。

这个阶段的孩子,由于活动能力增强和探索范围扩大,好奇心很强,对什么都感兴趣。凡是够得到的、拿得动的东西,他都要拿来摆弄摆弄,弄不好还要把东西拆散或扔到地上。

19~24个月的孩子已开始能集中注意看图片、看电视、玩玩具、念儿歌、听故事等。但是,集中注意的时间较短,一般在15 min左右,并且以无意注意为主,记忆的内容也比较简单,只能记些零散片段,面也较狭窄,一般是他们熟悉的生活内容,如做游戏、分吃东西、玩玩具、看动画片等。记忆时间短,很容易忘记。

虽然这个年龄对大人的依赖性还很强,但孩子的自我意识和独立行动倾向正逐渐发展起来。做父母的会觉得孩子的独立愿望越来越强,不管是自己能做的还是不能做的,他都想自己去做,不愿别人帮忙。例如,妈妈帮他穿衣服时,孩子不再只是配合,而是说:"我自己穿。"饭桌上,他不再满足爸爸妈妈喂他,而是想要"我自己吃"。如果带他出去,他会挣脱大人的搀扶,而要自己走。

除了以上这些,让爸爸妈妈感到欣慰的还有:18个月以后的孩子,生活自理力确实有了较大的发展,他们多数自己能脱外衣,有的还能试着穿衣服;到2岁时,大多数孩子都能自己较好地吃饭了,也会自己洗手了,还能用毛巾把手揩干,而且多数已经能在白天完全控制大小便,2岁的孩子在天热的时候,还能自己解开裤子坐便盆。

三、25～30个月幼儿的生长发育

(一)生长发育

1. 体格

体格生长较慢(见表1－7、表1－8)。

表1－7　25～30个月男孩体格发育

月龄	体重/kg	身长/cm	头围/cm	胸围/cm
25个月	13.04	90.4	48.8	50.1
27个月	13.34	91.6	48.9	50.4
30个月	13.79	93.4	49.0	50.8

表1－8　25～30个月女孩体格发育

月龄	体重/kg	身长/cm	头围/cm	胸围/cm
25个月	12.48	89.5	47.8	48.9
27个月	12.78	90.7	47.9	49.2
30个月	13.23	92.5	48.0	49.6

2. 牙齿

此阶段幼儿的乳牙达到16～20颗,大多数幼儿到30个月时乳牙就出齐了,上下颌加在一起共20颗乳牙。但不是所有的孩子到了30个月时都出齐20颗乳牙,30个月以后乳牙没有出齐的幼儿并不是发育落后的表现,也多半不是缺钙造成的,而只是生长发育的个体差异而已。

(二)神经心理发育

1. 动作发育

幼儿到了25～27个月时,能够用勺子自己吃饭了,手的动作灵活多了。双脚立定跳远的距离可以达到 15 cm,还能单脚站立很长时间,走路已经不是问题了,能独自上下楼梯,有时还可以帮助你拎购物袋呢!能单腿做"金鸡独立"了,可以不扶东西单脚站立 2 s 以上。能从最后一级台阶上跳下来,也能双脚同时做立定跳远。到 27 个月末,已经可以拿起细小的物体,会脱鞋、翻书页、用一只手端起杯子。28~30 个月的幼儿能用脚尖比较自如地在一条线上走,拐弯的时候还能保持平衡不摔倒。可以不扶任何物体,单脚站立很长时间,并且可以平稳地走马路牙,但他还是依赖性地拉着大人的手走。可以解开衣服上的按扣,还会开合末端封闭的拉链。

2. 心理发育

能独立吃饭,控制大小便的能力也加强了。有大小便意的时候,能及时叫人。有的宝宝还可以自己脱松紧裤,但还不能穿好裤子。能说出穿衣服、吃饭、喝水、睡觉的要求。情绪已经很稳定了,但常会由于愿望不能满足而大声哭闹。有时宝宝会表现出某种具有攻击性的行为,会打、咬、指挥身边的人,还会产生强烈的逆反心理。宝宝最先认知的颜色是红色,现在已经能分清两种以上的颜色,而且对大和小的概念也非常明确,知道大人和小孩子的区别,也知道小盒子可以放在大盒子里面。

幼儿对所有的事情都充满兴趣,什么事都想干一干,但又不可能认认真真地做完一件事,经常把家里搞得乱七八糟。29 个月,有些孩子已经可以说出 6 种以上的交通工具,还可以指出它们的用途,如飞机是在天上飞、轮船是在海里行等。"多"与"少"的概念在幼儿的小脑袋里已经非常明确,如果你在他面前摆放两堆 5 个以内的物品,他已经能分清楚哪个多哪个少。此外,特别喜欢与小朋友一起做游戏。

3. 语言发育

这个阶段的幼儿能完整地背一些儿歌,语言发育快的宝宝掌握的儿歌会更多。随着记忆和理解能力的增强,他能熟练地背诵简单的唐诗,还能认识"大""小""山""水"等笔画少的字,可以跟随录音机哼唱 3 个音阶以内的歌曲,已经能辨认出 1、2、3,分清楚内和外、前和后、长和短等概念的区别,并对圆形、方形、三角形等几何图形有了认识。许多宝宝对几角形划分还不明确,常用"圆角形""方角形"等来表达。

此阶段的孩子可以自如地同小朋友交谈,非常希望与小朋友一起玩。所以,妈妈首先应教孩子学会自我介绍,以便更好地结交朋友。同时,妈妈要让孩子懂得保护自己和家庭,不与陌生人说话,不告诉陌生人住址和电话号码。和小朋友一起玩时,妈妈要告诉孩子基本的安全注意事项,避免发生危险。同时,在游戏中应宽以待人,培养协作精神,适应社会。

幼儿已经掌握了常用的礼貌用语,并且当他帮你做事以后,会要求你说"谢谢"。一些简单的英语单词,如"香蕉""苹果""橘子"等,已经能正确地发音。背诵是幼儿喜爱的学习方式,现在幼儿可以熟练地背诵 1~2 首唐诗,能正确复述 3~4 个字的话。

这个阶段的幼儿通过练习使用筷子,手的精细技巧能力得到加强,自理能力随之提高。可以利用这些能力,让宝宝自己玩,如解扣子、剪纸等。对于喜欢画画的宝宝,可给他大些的纸和笔,他会高兴地一边嘀咕一边作画。当然,只能画圆,还不能画四方形,但他仍会自得其乐。宝宝的方位知觉比较灵敏,开始喜欢用方位知觉做比较。正好可以充分利用"趣味对对碰"图卡,让宝宝形象地认识方位,由少到多,慢慢来。每天让宝宝带上玩具走出家门,和小朋友一起玩。这样做不但能培养孩子的协作精神,更可在宽敞的户外发泄他们越来越旺盛的精力。

四、31～36个月幼儿的生长发育

(一)生长发育

31～36个月的幼儿的体格仍保持较慢的生长发育(见表1-9、表1-10)。

表1-9　31～36个月男孩体格发育

月龄	体重/kg	身长/cm	头围/cm	胸围/cm
31个月	13.94	94.0	49.0	50.9
33个月	14.24	95.2	49.2	51.1
36个月	14.69	97.1	49.5	51.5

表1-10　31～36个月女孩体格发育

月龄	体重/kg	身长/cm	头围/cm	胸围/cm
31个月	13.38	93.0	48.1	49.7
33个月	13.68	94.3	48.2	49.9
36个月	14.13	96.2	48.5	50.3

(二)神经心理发育

1. 动作发育

这个阶段的幼儿会骑小三轮车,但有的幼儿还不太会拐弯。能独自转动门把,手拉开门跑出来。当家里吃饺子和面时,孩子会乐意帮你捏弄面团。可以轮换倒两个杯子里的水,水很少被泼洒出来。手指灵活的幼儿还能用剪刀剪出有形状的图形。33个月的宝宝在家长洗衣做饭时,会热衷于"帮忙"。虽然他常常越帮越忙,但家长还是要爱护孩子的积极性,并适当地分配他一些力所能及的工作。

34～36个月幼儿的各项运动能力都有发展,能非常利索地跑步,还能用单脚跳着走。孩子不需要集中过多精力在走路、站立、跑步或跳跃上,而是更乐意学习怎样用脚尖走路,并努力保持静止状态。幼儿可以单脚站立,保持平衡。部分幼儿在这个阶段开始学习使用剪刀,可以用手撕开纸张,还能把馒头或面包一分为二。36个月幼儿的运动能力非常强,由于运动量大,孩子的肌肉非常结实有弹性。这时,孩子已经具备良好的平衡能力,并会拍球、抓球和滚球,但是仍难以接住球。能摆弄一些大纽扣、按扣和拉链。学会骑脚踏三轮车,能完成前后滚翻等难度大的运动。

2. 心理发育

这个时期的幼儿会反抗妈妈的话，和小朋友吵架，缠着妈妈撒娇，自我意识强，对黑暗的恐惧心理加重。这时，幼儿已经能够接受简单的道理了。当你给他讲清楚道理时，他开始可能会似懂非懂，但时间久了，孩子心中就会肯定父母的道理，并以此作为行为准则。对于32个月的幼儿来说，狭小的家庭空间已经很难满足学习的欲望，他迫不及待地想走出家门，去外面的世界探险。喜欢去公园、广场，在那里，他可以接触各种各样的事物，认识其他小朋友，尤其乐意从大孩子那里学习玩耍的方式。还不太会与其他小朋友合作游戏，有时虽然在一起玩，但大家都是各玩各的。一些孩子热衷于玩过家家的游戏，他们的注意力已经能集中一段时间。一段时间之后，幼儿已经能够参与一些复杂的社会交往，做一些类似捉迷藏或老鹰捉小鸡等需要与人合作的游戏。常能触类旁通，比如说到熊猫，孩子会联想到熊猫是国宝，它的食物是竹子，在动物园曾经看到过等。

34～36个月的幼儿已经能将各种用途不同的物品分类，但还局限在按物品的用途来分，比如吃、穿、用、玩等。有些孩子已经能够自己洗脸、洗脚。在吃饭时，还会积极地为大家发筷子，并能端一些凉菜。还可以画四方形，并能封上口，但四个角都比较钝。35个月幼儿已经会自己穿衬衫，双手已经能合作系扣子并可以分清左右。吃饭时，宝宝已经会摆饭桌了，他能帮着擦干净桌子，并放上几个人用的碗筷。幼儿能画一些简单的图形，可以完整地画出人的身体结构，虽然比例不协调，但是基本的位置已经找准了。

3. 语言发育

由于语言能力的加强，使宝宝学会联想，看到鸟飞联想到飞机，看到鱼游联想到船。一些孩子的语言能力已经达到要求，可以流利地说出家人的姓名，包括不常见的亲戚朋友，还能说出他们的职业，能比较明确地表达自己的意图。平日里，可以让孩子接听一些电话。慢慢地，他就能记住话，学会正确传话。手眼协调能力不断加强，通过注视手的操作，使专注力的持续时间渐渐延长。这个阶段的幼儿已经能够背诵许多儿歌了，并能用复杂的句子表达自己的意图。孩子的提问更全面了，他对新鲜事物的探索精神常让你疲于应付。从2岁多爱问"为什么"，现在发展到进一步提出"是什么""在哪儿""怎么样"等更深的问题，这说明宝宝的求知欲更加强烈。

这个阶段，妈妈应教会幼儿排便后学会用手纸，鼓励他穿脱裤子、如厕，加强自理能力的训练，为上幼儿园做好准备。由于发育的个体差异，有的孩子才刚刚会说话。父母不必急于把孩子与别的小朋友进行比较，只要经常与他交流，不久他就可以流利地与你对话了。有些孩子的双手十分灵巧，已经会自己洗手绢、刷牙。幼儿非常喜欢简单的乐器，尤其爱听乐器发出叮叮咚咚的悦耳声音。喜欢参加社交活动，尤其愿意参与年龄相仿的幼儿之间的活动。可能已经意识到与小朋友的交往需要付出爱心，有了好吃或好玩的东西也会与人共享。

第三节
婴幼儿发育中的常见问题

一、体格生长偏移

1. 低体重

婴儿体重低于同龄、同性别正常小儿体重平均数减 2 个标准差为低体重。低体重的常见原因有喂养不当、厌食、偏食、挑食、神经心理压力等。

2. 矮身材

婴儿身长(高)低于同龄、同性别正常小儿身高平均数减 2 个标准差为矮身材,原因主要有遗传、喂养不当、疾病等。

3. 消瘦

婴儿体重低于同龄、同性别正常婴儿体重平均数减 2 个标准差,原因与低体重相似。

4. 体重过重

婴儿体重超过同龄、同性别婴儿体重平均数加 2 个标准差,原因有营养物质摄入过多、活动量不足等。

二、心理行为异常

1. 屏气发作

屏气发作为呼吸运动暂停的一种异常行为,多见于 6~18 个月的婴幼儿,常在发怒、恐惧、悲伤、剧痛、剧烈叫喊等情绪变化时出现,变现为过度换气,哭喊时屏气,因脑血管扩张、缺氧,出现昏厥、意识丧失、口唇发绀、躯干及四肢挺直甚至抽动,持续 0.5~1 min 后呼吸恢复,症状缓解,口唇返红,全身肌肉松弛而入睡,一日可发作数次。这种婴儿性格多暴躁、任性、好发脾气。因此,尽量不要让孩子有哭闹、发脾气的机会,耐心说服解释,避免粗暴打骂。

2. 咬指甲癖

3~4 个月的婴儿在生理上有吸吮的要求,尤其是吸吮拇指,以安定自己。这种行为多在寂寞、饥饿、疲乏和睡前出现,多随年龄的增长而消失。有时,婴幼儿心理需求得不到满足,如精神紧张、恐惧、焦虑,或未获得父母的充分关爱,又缺少玩具、音乐、图片等视听觉刺激时,便吮指或咬指甲自娱,渐成习惯,直到年长时尚不能戒除。长期吮指可影响牙齿、牙龈及下颌发育,导致下颌前突,齿列不齐,妨碍咀嚼。

3. 小儿擦腿综合征

这是小儿通过摩擦动作引起兴奋的一种运动行为障碍。发作时,小儿两腿伸直夹紧,手握拳或抓住东西使劲,有时依靠床脚、墙角或骑跨栏杆进行,多在入睡前、睡醒后或单独玩耍时发生,大多因外阴局部受到刺激反复发作而渐成习惯。因此,要注意会阴部的清洁卫生,尽早穿封裆裤,衣裤、被褥不可太厚、太紧。合理安排小儿睡前与醒后的活动,鼓励小儿参加各种游戏,使其生活轻松愉快。随着年龄的增长,此习惯逐渐自行缓解。

4. 攻击性和破坏性行为

有些小儿在游戏时会表现出攻击性行为,他们屡次咬、抓或打伤别人。出现攻击性行为的原因较为复杂,如遭受挫折、生病住院,通过伤害兄弟姐妹或其他小朋友以获得家人或老师的关注。因此,应引导并教育孩子学会控制自己。要理解、尊重孩子,帮助孩子使用适当的能被他人接受的方式发泄情绪。同时,帮助他们获得团体的认同。有的小儿因好奇、取乐、显示自己的能力或精力旺盛,无意中破坏东西;有的小儿则由于无法控制自己的愤怒、嫉妒或无助的情绪而采取破坏行动,对此类孩子,应仔细分析原因,给予正确引导,避免斥责和体罚。

❤ 问题与思考

1. 婴儿期的生理发育有哪些特点?
2. 婴幼儿神经心理发育有哪些特点?
3. 如何根据囟门的紧张度和闭合的早晚推测婴儿的大脑发育状况?
4. 幼儿生理发育有哪些特点?
5. 如何判断婴幼儿运动发展的状况?
6. 婴幼儿生长发育过程中常见的问题有哪些? 如何处理?

第二章
婴儿(出生 2~12 个月)
的护理保健要点

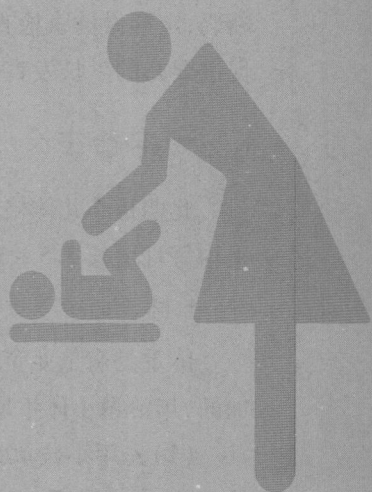

第一节
1~3个月婴儿的护理保健

儿童生长发育最为迅速的时期是婴儿期。此期小儿从母体获得的免疫球蛋白IgG逐渐消失，特异性免疫力还不成熟，发病率和死亡率都较高。此期的保健应提倡母乳喂养，直至断奶，定期做健康检查和体格检查；做好预防疾病和意外伤害措施；继续完成基础计划免疫，促进婴儿的生长发育。

一、体格生长

此期是小儿体格生长发育最为迅速的时期，因此体重平均每月增加750~1 000 g，身长平均每月增长2.5~3.0 cm。

1. 体重的称量

体重是衡量儿童营养状况最重要的指标，正常的小儿体重是随着年龄的增加而不断增加的，年龄越小体重增加越快，给婴儿称体重的方法有很多种。

（1）先用小被单将孩子兜住，用秤称重，然后减去小被单及包括尿布在内的一切衣物重量，即为婴儿体重。

（2）家长抱着婴儿站在秤上称重，减去大人的体重，即为婴儿体重。

称体重时应注意，在称量前空腹，排去大小便，尽量给婴儿脱去衣裤、鞋帽、尿布等，仅穿单衣裤。每次称得宝宝体重都做好记录，观察宝宝体重是否达到参考标准。若其增长速度已达到甚至超过正常水平，即使体重未达到参考标准，也不必担心，因为宝宝正在努力"赶上"呢。相反，有些宝宝虽然称得的体重尚符合参考数值，但增长速度比较慢，这时需要认真寻找一下原因，及时采取相应的措施。

2. 身高(身长)的测量

身高(身长)是孩子骨骼发育的重要指标。包括头、躯干和下肢长的总和。身高的增长速度和体重一样，年龄越小增长越快。在生后第一个月，宝宝身体可长高5 cm左右。在出生后头三个月，身长平均每月增加2.5 cm。

婴儿在医院时用特定的量板秤测量小儿的身长。在家里，如果没有量板称，可以让小儿躺在桌上或木板床上，在桌面或床沿贴上一软尺。让婴儿直躺下身体，然后在其头顶和足底分别放上两块硬纸板，读取头板内侧至足板内侧的数值，数值即为小儿的身长，精确到0.1 cm。测量身长时需注意足板一定要紧贴小儿的足底，而不能只量到脚尖处，否则，会使测得值产生误差。

二、定期进行健康体检

看着日长夜大的小宝宝,父母总有点不放心。心存疑虑:我的宝宝健康吗? 那么请您定期带孩子去儿童保健科,进行体格检查,来解决心中疑虑。定期体格检查,首先可以系统了解宝宝各个年龄段的体格生长情况,通过定期多次测量,不仅可以知道孩子目前的生长水平是否达到参考标准,还可以及时了解一段时期内,宝宝生长的动态变化,观察他的生长速度是否和参考标准相近,能及时发现生长异常,仔细寻找病因,使一些症状不明显的疾病得到早期发现、早期诊断和早期治疗。

其次,对孩子的智能发育做出评估,了解孩子智能发育是否在正常水平。发现有疑问,需进一步通过神经心理测试对孩子的智能发育做全面的评价,对有智能发育迟缓和心理发育偏离的孩子可以及时采取相应的干预措施,进行早期的康复治疗计划。另外,在定期体格检查时,还能从保健医生处得到科学育儿的知识指导,以及有关孩子喂养、护理、卫生保健和早期教育等方面的新理念,促使宝宝长得更健康。

定期体格检查,一般来讲,6个月以内的婴儿每隔1~2个月一次;6个月~1岁,每2~3个月一次;1岁到3岁每半年一次;3岁以后每年检查一次。全面的体格检查应包括:

1. 一般情况

详细询问宝宝的进食、大小便、睡眠、户外活动、疾病等一般情况。

2. 全身检查

体重、身高、头围、胸围的测量及评价,婴儿前囟的闭合情况,牙齿萌出或患龋齿的情况,眼、耳、淋巴结有无异常,以及胸部、腹部、外生殖器、四肢关节、骨骼、皮肤等全面检查。

3. 发育评估

评估内容包括孩子发育的粗动作、细动作、言语发育、社会适应及与人交往能力等方面。必要的实验室检查如婴儿出生后6~9个月应进行血色素检查等。根据检查结果进行相应的指导。

每一次的体格检查都应记录在小儿健康手册上,父母应妥善保管好这本健康手册,它就像孩子的健康护照,记录着孩子成长的每一步。记住不管去何处就医,均应带上健康手册,以供医生系统了解孩子的生长发育进程。

三、神经心理发育

1个月的宝宝在俯卧时已能稍抬头片刻,到3个月俯卧时能抬头45°,同时眼睛也能追随物体转头过中线。小手开始逐渐放松,不再一直紧握拳头,有时会两手张开,有时看到玩具会手舞足蹈,全身乱动;2个月时,吃奶会用小手去触摸乳房、触摸妈妈的脸,偶尔也会吸吮手指;3个月能在胸前玩耍自己的双手,碰到物体能随意抓握。双腿开始蹬踢有力,扶着宝宝的腋下,双腿已能支持部分体重。此时宝宝愉快时会微笑,并发出咕咕的喉音,与成人交流。1个月的婴儿已初步具备感知觉,有视觉、听觉、嗅觉、味觉和触觉。

1. 视觉

1个月的婴儿能注视物体并且目光随着物体移动,但在生命最初的两个月里,婴儿只能看到20~30 cm以内的东西。两个月时已能调节视焦距,并且分辨不同波长的颜色,到3个月时,调节范围扩大,头眼协调好,头部可灵活转动,转向有光亮、色彩鲜艳的地方盯着看。颜色视觉已接近成人,喜欢红色、黄色、橙色。

2. 听觉

研究表明新生儿已有良好的听觉灵敏度,稍响一点声音会引起小儿一些细微的动作改变,如眨眨眼睛,动动嘴唇或加快呼吸等。1个月左右已能分辨别人的言语声和环境发出的非言语声。小婴儿喜欢听和谐、轻柔的声音,妈妈的声音对宝宝来说是最动听的音乐。一般婴儿到3个月时能感受不同方位发出的声音,将头转向声源。

3. 嗅觉和味觉

1个月的小儿能区分母乳的香味。不喜欢刺激性的气味,到2~3个月时碰到难闻的气味会扭头避开;婴儿天生喜欢甜味,尝到甜味会露出愉快的表情,不喜欢苦、酸、咸味的食物。3个月左右的婴儿已能区分食物的细微改变,这也是为什么有些小儿习惯了妈妈的奶香味后,不喜欢吃其他奶粉的原因。

4. 触觉

小儿全身皮肤都有灵敏的触觉。小婴儿的触觉非常发达,当身体不同部位受到刺激时就会做出不同的反应。当您抱起小儿时,他们喜欢紧贴你的身体,依偎着你。当婴儿哭的时候,妈妈温暖的手轻轻抚摸他的面部或背部,大多能逐渐安静下来,停止啼哭。在平时,父母或儿科护士应学会用皮肤接触来表达自己对小儿的爱护和关怀,每天给婴儿作抚触训练有利于婴儿身心健康。

四、抱婴儿的方法及衣着

1. 抱婴儿的方法

(1)将婴儿横抱于臂弯中,婴儿仰卧时,用左手轻轻插到他的腰部和臀部,用右手轻轻放到他的头颈下方,慢慢地抱起他,这样,婴儿的身体有依托,头也不会往后垂;然后将位于婴儿头部的右手慢慢移向左臂弯,将他的头小心转放到左手的臂弯中,这样将婴儿横抱在你的臂弯里,会使他感到很舒服。

(2)将婴儿面向下抱着,让宝宝的小脸颊一侧靠在你的前臂,双手托住他的躯体,让他趴在你的双臂上,这个姿势还可以来回摇摆婴儿,往往会使他非常高兴,而喜欢这样的抱姿。

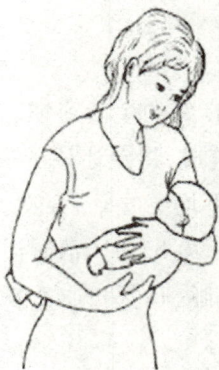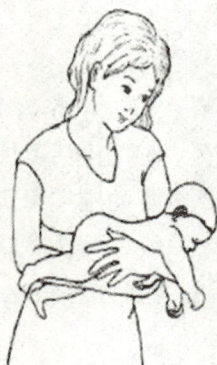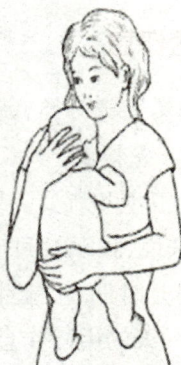

图 2 - 1　　　　　图 2 - 2　　　　　图 2 - 3

（3）当宝宝稍大一些，可以较好地控制自己的头部时，让宝宝背靠着你的胸部，用一只手托住他的臀部，另一只手围住他的胸部。这样，让宝宝面向前抱着，使他能很好地看看面前的世界。

（4）让婴儿骑坐在你的胯部，宝宝和你面对面，让他双腿分开，骑坐在你的胯上，你一手托住他的臀部，一手围住他的背部。这时宝宝若觉得还不够安全，他的小手会紧紧抓住你的臂膀。

一般来讲，1~2个月的婴儿主要是横抱在臂弯中，3个月后主要采取竖着抱了。不管何种抱姿，都要注意保护好婴儿，不仅要抱得舒服，还要让宝宝有安全感。抱起、放下动作要轻柔。

2. 婴儿衣着

婴儿的衣服应简单、宽松，利于穿换和四肢活动。给婴儿穿衣脱衣是父母每日的必修课，有些家长认为给小儿穿衣脱衣很不方便，喜欢给他包上"蜡烛包"其实这很不科学，因为打成"蜡烛包"不利于宝宝四肢的活动，阻碍了他的动作发育。

通常小儿不喜欢穿衣脱衣，他会四肢乱动，不予配合。在给孩子穿脱衣服时，可先给他一些预先的信号，如抚摸他的皮肤，和他轻轻说说话，"宝宝，我们来穿上衣服"或"宝宝，我们来脱去衣服"等，使他心情愉快，身体放松。然后轻柔地开始给他穿脱衣服。穿衣服时，让宝宝躺在床上，先将你的左手从衣的袖口伸入袖笼，使衣袖缩在你的手上，右手握住婴儿的手臂递交给左手，然后右手放开婴儿的手臂，左手引导着婴儿的手从衣袖中出来，右手将衣袖拉上婴儿的手臂。脱衣服时，同样先用一手在衣袖内固定婴儿的上臂，然后另一手拉下袖子。穿脱裤子的方法与上类同，也是需要一手在裤管内握住小腿，另一手拉上或脱下裤子。婴儿的衣服宜选购柔软、保暖、透气材质，内衣裤最好选购棉布质地，服式宜宽松舒适，穿衣服时不要用长带子绕胸背捆缚，也不要穿很紧的松紧带裤子，以免穿着不当，阻碍发育。平时婴儿衣服要勤换洗，内衣、布尿片洗净后最好能在日光下暴晒，阴雨天不干，也可用电熨斗熨下。

五、婴儿生活作息

从婴儿出生的第一天开始,就要有意识地培养孩子良好的生活习惯。好的习惯并不是一日就能形成的,而是来自于天长日久。好的生活习惯养成,将会让孩子一生受益。生活习惯包括饮食、睡眠、卫生和玩耍。1~3 个月的宝宝每天平均要吃 6~8 次,每次间隔时间在 2.5~3.5 h;相对来说,睡眠时间较多,一般每天要睡 18~20 h;每天清醒活动的时间为 1~2 h。也就是说,在婴儿时期,宝宝生活的主要内容是吃了睡、睡了再吃。根据小宝宝生理规律,来妥善安排他一天的生活作息。

6:00~6:20 喂母乳或配方乳

6:30~9:00 睡觉

9:00~9:20 喂鱼肝油、母乳或配方乳

9:30~10:00 户外活动

10:00~10:10 钙粉水

10:20~12:00 睡觉

12:00~12:20 喂母乳或配方乳

12:30~15:00 睡觉

15:00~15:20 喂母乳或配方乳

15:30~16:00 户外活动,晒太阳,游戏活动

16:00~18:00 睡觉

18:00~18:20 喂母乳或配方乳

19:20~19:40 做被动操、洗澡

19:40~23:00 睡觉

23:00~23:20 喂母乳或配方乳

23:20~3:00 睡觉

3:00~3:20 喂母乳或配方乳

3:30~6:00 睡觉

这样将婴儿一天的主要生活内容(睡眠、进餐、活动、游戏等),各个生活环节的时间、顺序和间隔给予合理的安排,不仅保证孩子有充足的睡眠时间,培养其良好的饮食习惯,还穿插了游戏活动,使小儿精神饱满,心情愉快。制订了婴儿生活作息表后,家长一定要做到持之以恒,轻易不要去打破孩子的生活习惯。当然,孩子的生理规律存在个体差异,相信父母和儿科护士能通过细心观察,制订出适合宝宝的生活作息表。

六、预防接种

小儿出生以后,需要按不同阶段进行预防接种。目前我国常规接种的有 5 种疫苗制剂。

这五种疫苗制剂能预防7种传染病。卡介苗预防结核病；脊髓灰质炎疫苗(糖丸)预防脊髓灰质炎(俗称小儿麻痹症)；百白破三联混合疫苗预防百日咳、白喉和破伤风；麻疹疫苗预防麻疹；乙肝疫苗预防乙型肝炎。

预防接种程序如下：

(1)卡介苗：出生时接种，3个月后做结核菌素(PPD)试验，阴性需复种；以后每3～4年复查PPD试验，阴性即需复种。

(2)乙肝疫苗：0、1、6个月接种。

(3)脊髓灰质炎疫苗：2、3、4个月、1.5岁、4岁接种。

(4)百白破三联混合疫苗：3、4、5个月、1.5岁接种。

(5)麻疹疫苗：8个月、4岁接种。

小儿到了预防接种时间，家长要按时带他去当地医院进行预防接种，预防接种后，孩子会出现一些局部或全身反应，在接种后数小时至24h注射部位可能出现红、肿、热、痛，或发热、头痛，偶有恶心、呕吐、腹泻等。这时，应给孩子多喝水和充足的休息，一般这些反应在2～3d内会自行消退，不需做特殊处理。如注射完24h内发生异常的过敏，晕厥、休克等反应，或局部红肿继续扩大，高热持续不退，均应立即送医院诊治。

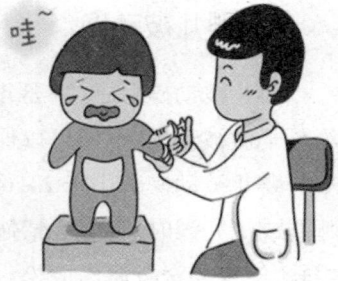

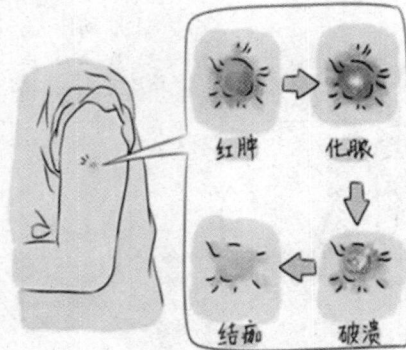

图2-4

其他还有一些疫苗，如乙脑疫苗预防乙型脑炎；流脑疫苗预防流行性脑膜炎；风疹疫苗预防风疹；腮腺炎疫苗预防腮腺炎；各种流感疫苗预防各种类型的流行性感冒等，这些疫苗均可按需要进行接种。

预防接种还应注意，如小儿患有发热、急性感染，或有心、肾、肝和神经系统疾病及活动性结核病未治愈前，或正服用类固醇皮质激素或免疫力低下小儿，注射部位有皮肤病者及上次注射疫苗有过敏史者都应暂缓接种。

七、婴儿被动操

婴儿被动操,是促进婴儿全身发育的好方法,还是一个很好的亲子游戏项目。每天坚持给孩子做被动操,不但可以促进他的体格发育,还能促进神经系统的发育。

婴儿被动操适用于2~6个月的婴儿,根据月龄和体质,循序渐进,每天可做1~2次,在睡醒或洗完澡时,宝宝心情愉快的状态下进行。操作时少穿些衣服,所着衣服宜宽松、质地柔软,使宝宝全身肌肉放松。操作时动作要轻柔而有节律,可配上柔美音乐。婴儿被动操共8节。上肢运动预备姿势:婴儿仰卧,妈妈双手握住婴儿手腕,把拇指放在婴儿手掌内,让婴儿握拳,两手放在婴儿两侧。

(1)扩胸运动:①两手左右分开,向外平展,与身体成90°角,掌心向上;②两手胸前交叉;③同①动作;④还原。重复两个八拍。

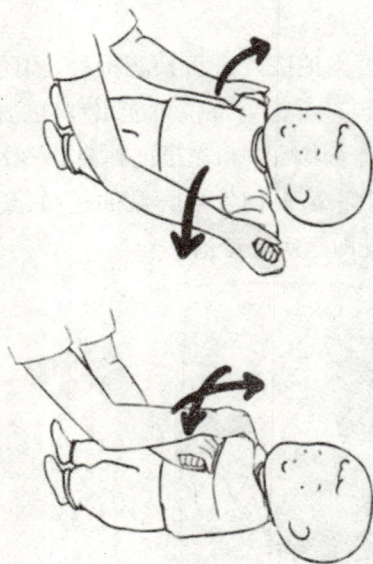

第一节 两手胸前交叉

预备姿势:婴儿仰卧,母亲双手握住婴儿的双手,把拇指放在婴儿手掌内,让婴儿握拳。

(1)两臂左右张开
(2)两臂胸前交叉
上肢动作,一共两个八拍:
"1. 2. 3. 4. 5. 6. 7. 8";
"2. 2. 3. 4. 5. 6. 7. 8"。

图2-5

(2)屈肘运动:①向上弯曲左臂肘关节;②还原;③向上弯曲右臂肘关节;④还原。重复两个八拍。

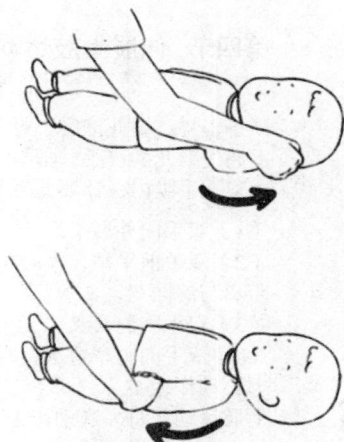

第二节 伸屈肘关节

预备姿势:婴儿仰卧,母亲双手握住婴儿的双手,把拇指放在婴儿手掌内,让婴儿握拳。

（1）向上弯曲左臂肘关节;
（2）还原。
（3）向上弯曲右臂肘关节;
（4）还原

上肢动作,每个动作为一个节拍,左右交替轮换,一共两个八拍:
"1.2.3.4.5.6.7.8";
"2.2.3.4.5.6.7.8."。

图 2-6

（3）肩关节运动:①握住小儿左手由内向外作圆形的旋转肩关节动作,重复四拍;②握住小儿右手做同样的动作,重复四拍。

第三节 肩关节运动

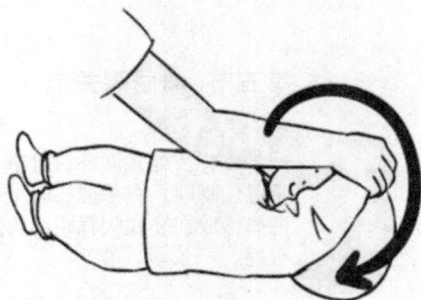

预备姿势:婴儿仰卧,母亲双手握住婴儿的双手,把拇指放在婴儿手掌内,让婴儿握拳。

（1）握住婴儿左手由内向外作圆形的旋转肩关节动作。
（2）握住婴儿右手做鱼左手相同的动作。

上肢动作,每个动作为四个节拍,左右交替轮换,一共两个八拍:
"1.2.3.4.5.6.7.8."；
"2.2.3.4.5.6.7.8"。

图 2-7

（4）上肢运动:①两手左右分开,向外平展与身体成90°角;②两手向前平举,两掌心相对,距离与肩同宽;③两手胸前交叉;④两手向上举过头,掌心向上,动作轻柔;⑤还原。重复两个八拍。

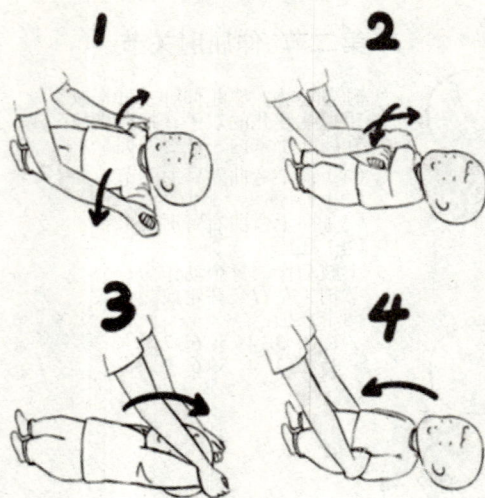

第四节 伸展上肢运动

预备姿势：婴儿仰卧，母亲双手握住婴儿的双手，把拇指放在婴儿手掌内，让婴儿握拳。

（1）双手向外展平。
（2）双手前平举，掌心相对，距离与肩同宽。
（3）双手胸前交叉。
（4）双手向上举过头，掌心向上，动作轻柔。

上肢运动，每一次动作为一拍，一共两个八拍：
"1.2.3.4.5.6.7.8"；
"2.2.3.4.5.6.7.8"。

图 2－8

（5）踝关节运动：①预备姿势：婴儿仰卧，妈妈左手握住婴儿的左踝部，右手握住小儿左足前掌；②将婴儿足尖向上屈曲踝关节；③足尖向下，伸展踝关节；④换右足做相同动作。重复两个八拍。

第五节 伸屈踝关节

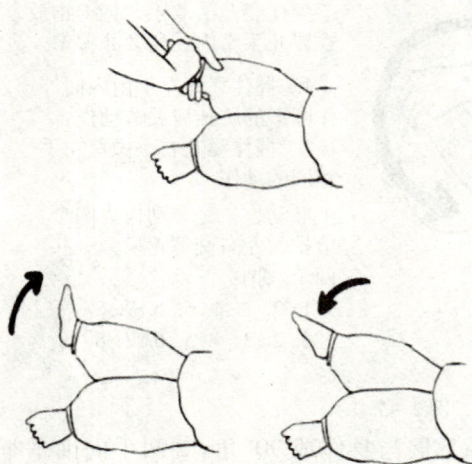

预备姿势：婴儿仰卧，母亲左手握住脚踝，右手握住脚掌，把拇指放在婴儿脚背距离脚趾头处。

（1）向上屈伸左侧踝关节。
（2）向下还原。

下肢运动，每一个动作为一拍，左右脚各一个八拍：
"1.2.3.4.5.6.7.8"；
"2.2.3.4.5.6.7.8"。

图 2－9

（6）下肢伸屈运动：①预备姿势：婴儿仰卧，两腿伸直，妈妈双手握住婴儿两小腿，交替伸展膝关节，做踏车样动作；②左腿屈缩到腹部；③伸直；④右腿屈缩到腹部、伸直。重复两个八拍。

第六节　两腿轮流伸屈

预备姿势:婴儿仰卧,母亲双手握住婴儿两下腿,交替伸展膝关节,做踏车样动作。

(1)左腿屈缩到腹部。

(2)伸直。

(3)右腿同左。

下肢运动,每一个动作为一拍,左右脚交替,一共两个八拍:

"1.2.3.4.5.6.7.8";

"2.2.3.4.5.6.7.8"。

图2-10

(7)举腿运动:①预备姿势:两下肢伸直放平,妈妈两手掌向下,握住婴儿两膝关节;②将两下肢伸直上举90°;③还原。重复两个八拍。

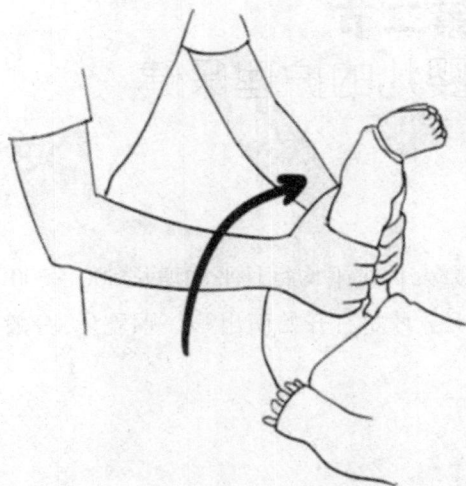

第七节　下肢升值上举

预备姿势:婴儿仰卧,两腿伸直平放,母亲两手掌心向下,握住婴儿两膝关节。

(1)将两肢伸直上举90度。

(2)慢慢还原。

下肢运动,每一个连贯动作为四拍,一共两个八拍:

"1.2.3.4.5.6.7.8";

"2.2.3.4.5.6.7.8"。

图2-11

(8)翻身运动:①预备姿势:婴儿仰卧,妈妈一手扶婴儿胸腹部,一手垫于婴儿背部;②帮助从仰卧转体为侧卧;③从侧卧转体到俯卧;④从俯卧再转体到仰卧。重复两个八拍。

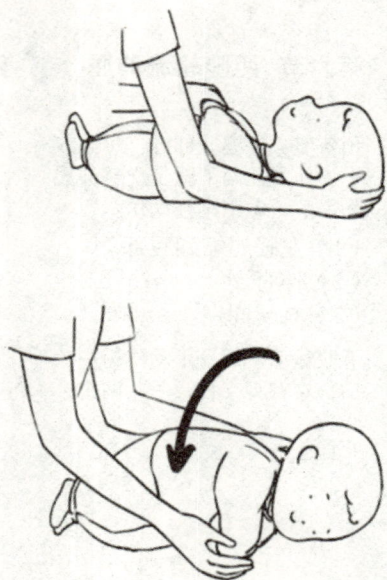

第八节 转体、翻身

预备姿势：婴儿仰卧，大人一手扶婴儿胸部，一手垫于婴儿背部。

（1）帮助从仰卧转体为侧卧。
（2）或从仰卧到俯卧再转为仰卧。

全身运动，每一个翻身动作为四拍，一共两个八拍：
"1. 2. 3. 4. 5. 6. 7. 8"；
"2. 2. 3. 4. 5. 6. 7. 8"。

图 2－12

第二节
4~6个月婴儿的护理保健

一、体格生长

此期体格生长较出生头三个月有所减缓，体重平均每月平均增长 500~600 g，身长每月平均增长 2.0~2.4 cm。有部分孩子在 4 个月左右开始萌出第一颗乳牙，一般称下中切牙（下门牙）。

二、神经心理发育

4 个月宝宝扶坐时，已经能稳稳地竖直头部，并能向两边自如转动，因而眼睛能看到的范围扩大了。将其俯卧位时，能抬头和肩胛成 90°，并向周围看。两眼能长时间注视静止的物体及移动的物体。扶腋下让宝宝站立时，能支撑自己身体部分的体重。会将两手放在一起，互相玩弄，喜欢将手放入嘴里。经常会旁若无人地将自己的小手哑吧哑吧得津津有味，甚至将整个拳头伸进嘴里，其投入之状，令人忍俊不禁。当看见一件玩具时会表示高兴，能抓住玩具，握物时，常是大拇指和其他四指对握。对周围事情感兴趣时，会立即表示微笑。当和他讲话时，会发出"咕咕"及"咯咯"声。能认出母亲和熟悉的东西，并开始与别人玩，特别喜欢爸爸妈妈将他竖抱起来，并像大人一样东张西望。

5个月宝宝全身肌肉功能逐渐增强，头逐渐可直立并自由转动；手脚的活动也相当频繁自如，喜欢抓大人的鼻子，抓到东西时不是摇动就是放到嘴里去吸吮，两腿喜欢乱蹬，常常把盖着的被子蹬开，把宝宝抱在腿上时，能稍微扶站一会儿，并一蹦一蹦地跳跃，稍不高兴时，还会把身体挺得笔直。如果是春夏季出生宝宝，此时有的已会侧翻身，因此，如果让孩子一人睡在床上，没人看着是很危险的。这个月龄的宝宝，睡眠时间较以前少，醒着时喜欢东瞧西瞧，对自己周围的事情也积极关心起来，经常开心地笑出声来，喜欢咿呀学语，自言自语，开始明显表现出愿意和成人交往，已能分清熟人与陌生人。

6个月宝宝放下时能独立坐一会儿，大部分宝宝会熟练翻身，扶着双手站立时，能将臀和膝关节略微弯曲，做蹬跳动作。会很熟练地将东西从一手传到另一手，伸手的动作明显增多，只要在眼前的东西，不管什么都伸手去抓，有时两手同时抓，还会把物体从一只手换到另一只手玩弄。并有目的地向前移动身体抓取他想要但够不到的东西，而且宝宝开始能手眼协调地自己吃小甜饼了，还会把饼干送到爸爸妈妈的嘴里，叫宝宝的名字时，宝宝会很快转头，表现出兴奋专注的神情。高兴时，能发出欢叫声、尖叫声，当哭叫时，会发出"m，m，m"的声音，这时候的宝宝，情绪变化特别快，刚才还哭得极其投入，转眼间又笑得忘乎所以。宝宝还开始明显地认生，可以认出熟悉的人并朝他们微笑，而对陌生人表现出认生现象，知道怕羞，听到自己的名字会有所反应，比如会笑或会转过头，会哈哈大笑，发起脾气也很厉害。

这一时期是建立亲子依恋之情和对周围世界信任的关键时期，良好的依恋关系的建立可以促进小儿对环境积极的探索。他们对周围的各种物品都感兴趣，喜欢抚摸敲打东西并把拿在手里的任何东西都放在嘴里去品尝一下其味道和质地。此期小儿开始出现对食物的偏好，对食物的任何变化都会表现出非常敏锐的反应，会出现对新食物的恐惧现象，不喜欢品尝新食物，而一些吃惯了母乳的宝宝在刚刚换喝牛奶的时候往往会拒绝。

三、生活照料及安全防护

进入第四个月的宝宝，头部已能较平稳地竖直，喜欢竖抱，但时间尚不宜过长，仍需大人经常用手或肩托扶住他的头部。随着宝宝的活动量不断增加，衣着式样也应随之变化，上衣可稍长，可将和圆领的短衫改为翻领衬衫，下身除夏季外可穿宽松的背带连脚裤以便保暖和自由活动，应尽量少穿紧身的裤子，且不宜束得太紧太高，以免束缚胸部，影响宝宝胸廓和肺部的发育。

宝宝4个月左右时唾液腺发育较完善，但尚未学会吞咽技能，常常流涎，有些宝宝开始长牙，加重流口水，因此这阶段应多为宝宝准备几套衣物，也可给宝宝穿上一件罩衫，戴上吸水性强的围嘴。随着宝宝的抓握能力增强，要特别注意玩具安全和环境的安全，千万不要把药品、洗涤用品等有毒有害物品放在宝宝能抓住摸到的地方，以防误食中毒。刚盛好的热粥、米糊、菜汤等食物也切忌放在宝宝能摸到的地方，以免烫伤宝宝。宝宝抓握的玩具也要经常洗涤和消毒。

这个阶段的宝宝，白天醒着的时间逐渐增多，在床上可以自己翻身；手喜欢东摸西摸，然后放进嘴里；独坐还不稳；扶站时喜欢上下蹦跳，既好动又不能自由活动。如无专人照料，极容易发生危险，这时候，可以考虑给孩子使用儿童车。把宝宝放在儿童车里，可给一些玩具让他自己玩耍，既能练坐，家长还可以放心地去干其他事情，不需要一步不离地守在婴儿身旁，但注意不能长时间地让宝宝坐在儿童车里，正确的方法应是让宝宝坐一会儿，然后大人抱一会儿，交替进行。

四、牙齿保健

牙齿不但与咀嚼、消化及发育有关，而且在一定程度上还能反映孩子的健康情况。乳牙是幼儿的咀嚼器官，咀嚼功能刺激可促进颌骨和牙弓的发育，而保持颌骨和牙弓的正常发育是恒牙能够正常排列的一个重要条件。但乳牙的发育和钙化受母体的健康状况如营养、疾病和遗传等因素的直接影响，恒牙的钙化和发育主要在婴幼儿时期。饮食中的无机盐类、维生素类、饮用水中的微量元素如氟等都与牙齿发育有密切关系，乳牙若保护不好，龋坏过早脱落，则往往使萌出恒牙排列不齐，甚至造成牙齿畸形，这不但影响咀嚼功能，造成饮食不便，同时还会影响一个人的面容。因此，牙齿保健从婴儿第一颗牙做起。

牙齿是健康的指标之一，但出牙迟早与智力无关。有些疾病如佝偻病、营养不良、呆小病、先天愚型等，出牙延缓、牙质欠佳。因此母亲和儿科护士要随时观察宝宝的出牙及牙齿情况。

牙齿发育需要多种维生素（如维生素 A、维生素 D、维生素 C）和矿物质（如钙、磷、镁、氟），如果母亲在孕期缺乏上述营养素，便可影响胎儿的牙胚发育，造成牙釉质发育不全。因此，要让孩子长一口好牙必须从孕期做起，母亲怀孕期间应多吃些新鲜蔬菜、水果及牛奶、蛋类、鱼、瘦肉等营养食物，以保证胎儿乳牙胚及颌骨正常发育。怀孕期间要注意预防感冒发烧，以免影响胎儿乳牙牙胚发育。在怀孕期间要注意用药，尤其要避免用四环素类药物，以免胎儿出生后患四环素斑牙。婴幼儿牙胚的发育也需要大量钙质以及促进钙质吸收的维生素 D。孩子出生后如果没有及时补充鱼肝油和钙剂，又很少晒太阳，就容易患佝偻病，使出牙延迟。孩子缺少维生素 D 会影响牙釉质的生长，缺氟时牙齿易蛀蚀，但氟过多又会使牙釉质上出现棕褐色斑纹而且质脆易裂，人体氟的摄入主要来源于水，因此，要了解本地区水中氟的含量。小儿常服四环素会使牙齿变成棕黄色，而且易蛀，应避免使用该类抗生素。

4～6 个月的宝宝就可能萌出第一对牙齿，也可能在 4～10 个月甚至一岁时才出第一颗牙，这都属于正常现象。2 岁以内宝宝乳牙数 = 月龄 -4（或 6），如 8 个月的宝宝乳牙数应为 2～4 个。

乳牙萌出时，婴儿会有吸吮手指、咬东西、流口水等不舒服的表现，严重时会烦躁不安、无法入睡或拒食等，可用软布帮助小儿清洁齿龈和萌出的牙齿，并给较大婴儿提供一些饼

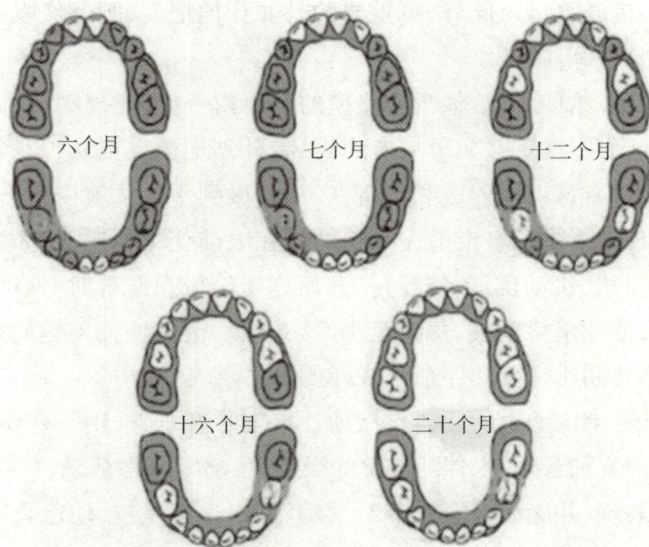

六个月　　　　七个月　　　　十二个月

十六个月　　　　二十个月

图 2－13

干、烤面包片或烤馒头片等食物咀嚼,使其感到舒适。

五、定时排便训练

训练婴儿定时排便习惯。婴儿刚出生大便次数比较多,而且较难掌握规律,尤其是母乳喂养的婴儿,大多孩子满月后大便次数会减少,到三四个月,大便次数基本上一天一两次,而且时间基本固定。4~6个月的婴儿,可以按照孩子自己的排便习惯进行排便。通常先了解孩子排便的大约时间,发现婴儿有脸红、瞪眼、凝视等神态时,便可抱到便盆前,父母或儿科护士可发出"嗯、哪"的声音对婴儿形成条件反射,每天应固定一个时间进行,久而久之婴儿就会形成条件反射,到时间就会大便。便后用温水轻轻清洗,用毛巾吸干水分,保持皮肤清洁。

六、认识周围的世界

4~6个月的婴儿虽然不会说,不会站,但是他的视、听、触觉已经有了一定的发展,而且这时的儿童情绪经常是很愉快的,逗引时儿童会灿烂地欢笑。这时可以通过眼、耳、手部触觉的刺激来促进孩子的发展。可以选择颜色鲜艳、结构简单的玩具吸引孩子的注意。带声的玩具,如手摇铃、拨浪鼓、能拉响的手风琴等,让孩子倾听、观看玩具,常常能使他开心得手舞足蹈,以后会逐渐学会自己弄响这些可爱的玩具。这些玩具不仅让孩子听到悦耳的声音,而且还发展了手部的动作。这一阶段的婴儿,多数已具备了主动抓住桌面上玩具的能力,父母要经常逗引并鼓励宝宝自己主动伸手去抓握、碰撞物品,使物品摆动或发声,这样不仅让宝宝练习手和眼的协调动作,掌握抓住悬吊玩具的技能,而且通过成功的抓握让宝宝体验到自己的力量而欢喜、信心百倍。此外,更重要的是要让他把看、听、触、嗅、尝、运动等感觉联系起来进行综合感官训练。

每玩一样东西都应给他看,给他听。能摸的都要摸一摸,能摇动的都要摇一摇,锻炼他完整地感知事物的能力。在平日父母应有意识、有计划地教宝宝认识日常物品。在照料宝宝的日常生活中,可以有意识地养成和宝宝在一起,做到干什么就讲什么,从而有计划地教宝宝认识他周围的日常事物。宝宝最先认识的是在眼前变化的东西,如能发光发声的或会动的东西(如灯、收录机、机动玩具、猫等)。开始你指给他东西看时,他可能东张西望,但你要吸引他的注意力,使他坚持下去,每天至少5～6次。宝宝越感兴趣的东西,认得就越快,要一件一件地学,不要同时认好几件东西,以免影响学习效果。

另外,还可以结合宝宝的生活起居自然地让宝宝听音乐,选用一些轻松柔和、舒缓高雅的音乐以及大自然声音的音乐,来伴随宝宝的晨起、运动等日常活动,4～6个月的孩子对音乐能有明显的情绪表现,并能配合音乐节奏摆动四肢,也就是说,他已具有初步的音乐记忆力并对音乐有了初步的感受能力。因此,可以有步骤地让宝宝欣赏音乐,可以让宝宝反复听某一乐曲,增强孩子的音乐记忆力;还可给宝宝听模仿动物叫声和大自然中某些声音的音乐,引起他的兴趣和愉快的情绪。

七、亲者依恋关系

依恋是指一个人对他最亲近的人的强烈而深厚的情感关系。它是人的社会性最基本的表现形式之一。3～6个月的婴儿开始认识经常照顾他的人。当他们出现时,宝宝会眉开眼笑,兴奋起来手舞足蹈,而看到他们离开时,又会显得那么的忧伤、不开心,这就是所谓的依恋行为。这种对父母、照料者的依恋情绪,使孩子感到安全,因此他才敢伸出双手去探索周围的事物。

6个月左右的宝宝已经有了比较复杂的情绪,他喜欢自己熟悉的亲人,能听懂大人严厉的或亲切的声音,见到亲人就笑,伸手要抱,害怕陌生的环境、陌生的人。当你突然离开他时,他会产生惧怕、悲伤等情绪,所以作为父母,在宝宝年幼时应注意没有特别的原因,请不要随便调换宝宝的照料者,不要因为这星期妈妈没空让外婆带,下星期外婆有事就让奶奶带,应该至少有一个固定的照料者。平日不要在陌生人刚来时,突然离开你的孩子,或把孩子交给他抱,也不能用恐怖的表情和语言来吓唬孩子。更不能把自己在工作中的怨气发泄在孩子身上,对孩子的冷落、不耐烦,甚至打骂等,在他幼小的心灵投下阴影,产生不安全情感。父母的细心照料,照料者愉快的声音、表情以及与他一起活动和游戏的快乐时光,都将使他产生欢快的情绪,从而建立起对父母的依恋和对周围世界的信任,更主动地去接近他人,探索周围的世界,为健康心理发育奠定基础。

第三节
7~9个月婴儿的护理保健

一、体格生长

此期小儿体格生长速度相对前面6个月来说,继续减慢,体重平均每月增加300~400 g,身长平均每月增长1.5 cm左右。

二、神经心理发育

7个月宝宝已经能单独坐稳,还能自己从俯卧位坐起;手的动作也更加灵活,两只手都能握住玩具,并逐步学会用拇指与其他四指对立来抓东西;手眼协调也不断完善,能取放在离他较远处的玩具,能寻找掉落的玩具;开始对周围环境产生好奇心,喜欢用手指到处捅,也时常用手指捅自己的耳朵、鼻子、嘴和肚脐眼;能注视周围更多的人和物体,随不同的事物表现出不同的表情。这时的宝宝虽然还不会说话,但已经能听懂一些简单语言的意思了,如对"不、不"和不愉快的声音有反应,当大人用语言说到一个常见的物品时,宝宝会用眼睛看或用手指指物品。能更加敏锐地辨认陌生人、辨认陌生的东西和环境,对父母的依恋开始产生,母亲在身边就会感到安全和快乐,陌生人靠近他或抱他,就会哇哇地哭。特别喜欢和大人玩躲猫猫的游戏。

8个月宝宝已经坐得很稳,坐着可以左右前后自由转身。能腹部着地爬行或用手和膝爬行,爬行训练了脑指挥肌肉协调活动,扩大了宝宝认识世界的范围,有利于宝宝脑的发育。手的动作进一步发展,有的已经会使用拇指与食指捏起饭粒、糖丸等小的东西,喜欢使劲地用双手拍打桌面,对击拍发出的声响感到新奇有趣。拿到东西后会翻来覆去地看看、摸摸、摇摇,表现出积极的感知倾向。这段时期的宝宝,嘴里常会无意识、大声地叫着"爸—爸""妈—妈",还能用声音来表示要东西,慢慢懂得一些简单的命令,如"把手伸给妈妈""指指小眼睛""张开小嘴巴",问他爸爸或妈妈在哪时,知道去寻找,等等。对周围环境的兴趣大为提高,喜欢到户外活动,不喜欢待在家里。

9个月宝宝在动作方面较前有很大的进步,能从卧位自己坐起来,能较灵巧地自己拉着东西站起来,发育快的宝宝还能扶着栏杆在小床上或围栏里来回走。手的动作也更加自如了,能用拇指与食指指端去捏取小物品,两只手在眼的合作下能玩弄各种物体,如两手各拿一个玩具,并欢乐地把两个玩具互相对敲,或把小盒子放进大盒子里,用小棒敲击铃铛等,喜欢摸各种物品,能拉开抽屉,能把杯子的水倒出来,还会模仿大人的动作,如大人拍手他也拍手,在语言方面,宝宝已经能听懂不少词、句,对大人的语言指示能作出反应,如对他说再见时,会摆手或点头示意,呼唤他的名字时,会循声转头。向他要玩具时,能伸出手将玩具交给别人,但不肯放手。能配合穿衣时伸手,穿袜、鞋时伸脚。喜欢与成人交往,但见到陌生人仍怕羞。喜欢重复的游戏,如"再见"、玩拍手游戏、躲猫猫。

三、生活护理

这个时期的宝宝,生活比较有规律,基本上定时饮食,定时睡眠,大小便也比较有规律,大便每天 1~2 次,小便间隔时间也比较长,大人可定时把尿。宝宝会坐稳以后,也可以让他坐盆大小便。

随着宝宝长大,白天睡眠时间及次数会逐渐减少。此期宝宝白天睡 2~3 次,上午睡 1 次,下午睡 1~2 次,每次 1~2 h 不等,夜间睡眠 10h 左右。多数宝宝由于晚餐完全由辅食替代,睡前喂奶后,夜间可以不吃奶,一觉睡到天亮,也有部分宝宝夜间会醒来 2~3 次解小便,在这些宝宝中,有一部分换好尿布后就接着入睡,也有一部分换好尿布后需吃一次奶再入睡,对于这部分宝宝每晚入睡前除了喂奶,应再喂点辅食,使他吃饱,渐渐养成夜间不需吃奶的习惯,这样有利于孩子和大人的休息。

这个年龄的宝宝由于生长发育比较迅速,活动量也较以前明显增大,所以衣服要做得宽松些,如果过紧,会妨碍宝宝的活动和呼吸。但衣袖不能过长,以免妨碍宝宝手的活动。此外,8~9 个月的宝宝开始能扶着栏杆站起来,平时也喜欢站在大人腿上又蹦又跳,因此选择一双合适的鞋子显得十分重要。鞋子最好选择鞋底稍硬的布鞋。鞋子大小一定要合适,太大了,宝宝活动不方便;太小了容易挤压宝宝的脚。

由于宝宝此时睡眠时间减少,活动能力增强,宝宝对外界环境越来越感兴趣,因而户外活动时间可增加到每日 2~3 h。除了玩游戏、与人交往外,应尽量多地让孩子到大自然中去,让自然界的各种动植物、自然景观,给宝宝以良好的感官刺激,使宝宝得到心理的安宁与美的享受。

四、疾病易感期的护理

6 个月以内的小儿很少生病,可是 6 个月以后,孩子却明显变得爱生病了。这主要是因为在胎儿期,母亲通过胎盘向胎儿输送一些抗感染的免疫球蛋白,母乳中也含有大量的免疫因子,这样共同来帮助 6 个月内的宝宝度过生命中脆弱的阶段。然而到了 6 个月时,这些抗感染物质,因分解代谢逐渐下降以致全部消失,而婴儿自身的免疫系统还没发育成熟,免疫力较低,因此婴儿开始变得比以前爱生病了,易患各种传染病以及呼吸道和消化道的其他感染性疾病,尤其常见的是感冒、发烧和腹泻等。也正因为如此,预防传染病和各种感染性疾病是 6 个月以后婴儿保健的主要内容。

作为孩子的家长和儿科护士,应做好以下几点:

(1)定期带宝宝到儿童保健门诊进行健康检查,以便及时发现生长发育中的偏移,及时干预,促进宝宝更加健康等。

(2)按期带宝宝进行预防接种,这是预防各种传染病的有效措施。

(3)合理喂养,保证小儿营养。各种营养素如蛋白质、铁、维生素D等都是宝宝生长发育所必需的,特别是蛋白质是合成各种抗病物质的原料,原料不足则抗病物质的合成就减少,宝宝对感染性疾病的抵抗力就差。因此,加喂辅食后,仍应保持每天3次以上的母乳喂养,人工喂养的宝宝除辅食外,应保证每天喂牛奶600 mL。

(4)保证宝宝每天有充足的睡眠也是增强体质的重要方面。

(5)进行适当的体格锻炼是增强体质的重要方法,可进行主被动操以及其他形式的全身运动,还可多带宝宝到户外活动,多晒太阳和多呼吸新鲜空气。

(6)合理安排宝宝一天的生活,养成良好生活习惯。

五、出牙与乳牙的护理

一般来说,宝宝在6个月左右开始萌出第一颗乳牙。但是,乳牙萌出的早晚受遗传和环境等因素的影响,每个孩子多少有些差异,有的可以早到4个月,有的可以晚到10个月。但也并不是牙出得早,孩子就聪明,出得晚就迟钝。只要孩子是健康的,牙出得早晚与智力无关。牙齿萌出是正常的生理现象,多数宝宝没有特别的不适。少数会出现暂时性流涎增多、哭闹、烦躁不安、低热等现象,一般也不需要特别的处理,在牙齿萌出后就会好转或消失。乳牙对儿童的咀嚼、发音、恒牙的正常替换和全身的生长发育有着重要的作用,因此,从乳牙萌出开始就应该特别注意对乳牙的保护。

应做好以下几点:

(1)供给充足的营养物质,尤其要多补充蛋白质和钙质。同时也要吃一些易消化及较硬的食物,以促进乳牙的生长,方便牙面的清洁。

(2)少吃甜食、减少零食。吃完后应立即温开水漱口,去除龋齿的诱发因素。

(3)纠正口腔不良习惯,如吸吮手指、含奶或含饭在口中入睡等。

(4)增强身体抵抗力,预防传染性疾病。

六、爬行的训练与护理

婴儿在7个月时,多是匍匐爬行,以腹部为支点蠕动,四肢不规则地划动,往往不是向前,而是向后退,或者在原地转动。到8、9个月时发展为四肢爬行,用手和膝盖爬行。最后发展为两臂和两脚都伸直,用手和脚爬行。有些父母以为爬行是孩子自然规律的事情,不注意创造条件让孩子早点学爬和让孩子多爬,这是因为他们不了解爬行对孩子身心发育的好处。那么,让孩子多爬有哪些好处呢?

首先,爬行时婴儿必须头、颈抬起来,胸腹离地,用四肢支撑身体的重量,这就使手、脚、胸、腹、背、手臂和腿的肌肉得到锻炼而逐步发达起来,为以后站立和行走打下基础;其次,宝宝学会爬行以后,扩大了视野和接触范围,通过视觉、听觉和触觉等感官刺激大脑,促进各方面的协调,对大脑的发育和智力的开发有非常重要的意义;另外,通过爬行,还能提高婴儿的新陈代谢水平,有助于身体的生长发育。爬行,对婴儿来说可谓是一项剧烈的运动,这种活动与坐着相比能量消耗要多1倍,比躺着要多2倍。由于身体能量消耗增多,宝宝就吃得多,睡得香,身体也长得快和结实。练习爬行还能增强小脑的平衡与反应,这种联系对宝宝日后学习言语和阅读也会有良好的影响。

一般婴儿能够自如翻身就有了学爬的机会,开始他只能趴着玩但不能向前爬,或者是在原地扭转及向后退,此时家长可有意识地教婴儿练习爬。首先要有一个适合爬行的场地,如一个大的床或地板,铺上席子、毯子或泡沫地板垫,要平整干净,若是用床则不能太软,将宝宝俯卧在床上,妈妈在宝宝前面摆弄会叫或会响的玩具,如小鸭子、小熊打鼓等,吸引他的注意,并不停地说:"宝宝,小鸭子叫了(或小熊敲鼓了),快来拿啊!"爸爸则在身后用手推着宝宝的双脚掌,使其借助爸爸的力量向前移动身体,接触到玩具,以后逐渐减少帮助,训练宝宝自己爬。开始爬行时宝宝可能很费力,腹部离不开床面,大人可用一条毛巾放在他的腹部,然后提起腹部让他练习手膝爬行。渐渐地他会上下肢协调起来,可以用双手及双膝协调灵活地向前爬行。

8、9个月的宝宝一旦学了独立爬行,爬行就成了他们最喜爱的活动,他会在家里的床上、地板上、沙发上甚至角角落落到处爬来爬去。这时,做家长的可千万要注意宝宝爬行时的安全和卫生。家里的布置要重新审视,地板要打扫干净,铺上席子、地毯或棉垫之类的东西。家具的尖角要用海绵或布包起来,药品也不要放在他能抓到的地方。室内电线要绝对安全,电线、电源开关、插座等带电物品,要放在孩子摸不到的地方,如果有不用的插口,应当用绝缘材料将它们塞好、封上。窗户应有护栏,或者使床远离窗户,防止宝宝爬上窗台。

热汤、饭菜上桌后,不要让小儿爬上桌子。放在桌上的热水瓶、茶具、花盆等尽管孩子够不着,但他有可能抓住桌布把它们拉下来,宝宝爬来爬去时,家长最好在一旁看护,否则一旦孩子发生危险,将追悔莫及!

七、婴儿贫血的护理

6个月左右的宝宝特别容易发生营养性缺铁性贫血,一方面是因为小儿生长发育迅速,需铁量也就相对比成人要多,另一方面也因为此年龄的宝宝处于血液量增加、血液溶质生理性稀释的阶段。如果再有喂养不当、添加辅食不及时、饮食习惯不好、慢性腹泻或其他有关疾病,造成摄铁量不足和吸收不良等,更增加了小儿患缺铁与缺铁性贫血的机会。

缺铁性贫血对小儿的生长和身体各器官的功能都会造成不利影响。临床研究发现,长期贫血的患儿,会出现生长缓慢、身材矮小、体力差、注意力不集中、理解力记忆力差、智力减退等表现。那么宝宝得了营养性缺铁性贫血该怎么办呢?

首先,应加强护理,保证小儿有充足的睡眠和合理的饮食,消除发病的原因。喂养不当

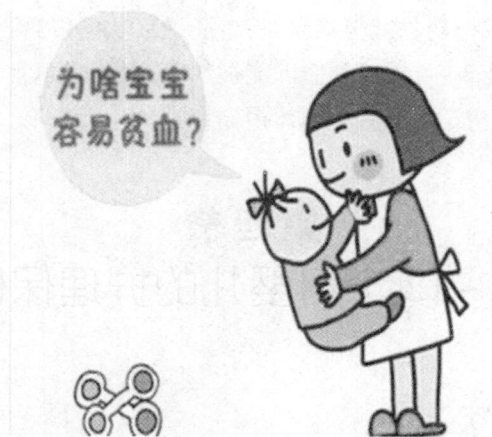

图2－14

所致铁摄入不足者应改善饮食,给予富含铁较高的食物,如肉、肝、鱼等或强化铁食品,并且宜从小剂量开始逐渐调整,不要操之过急,避免引起胃肠道不良反应。餐后可加点维生素 C 或新鲜水果,以促进铁的吸收。民间还有用红枣赤豆汤补血的做法,但临床观察发现,这种方法的效果不明显。这是因为,植物性食物中铁的吸收率较低,只占 1% ～7% ,而动物肝、肉、血等食物中血红素铁的吸收率可高达 10% ～22% 。其次,对于有慢性腹泻、肠寄生虫、肠息肉等的患者,则均应积极治疗原发病。

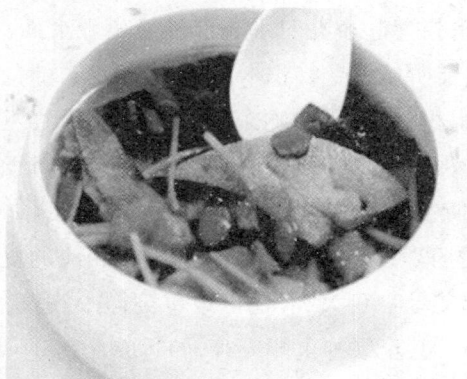

图2－15

对于血红蛋白在 90～120 g/L 之间的轻度患者,可通过改善饮食矫治,不用服药。但如果血红蛋白在 90 g/L 以下,就应该服铁剂治疗。铁剂是治疗缺铁性贫血的首选药。常用的有硫酸亚铁和乳酸亚铁、富马酸亚铁、葡萄糖酸亚铁。

应按规定的药量服用,这样能使铁的吸收率达到最高,超过规定的剂量反而会使铁的吸收下降,还会增加对胃黏膜的刺激,发生恶心、呕吐、腹泻等消化道反应。铁剂最好在两餐之间服用,既减少对胃黏膜的刺激,又有利于吸收。铁剂不要与牛奶、茶水同服,因牛奶中含磷较高,茶水含鞣酸,都会影响铁的吸收。如果有的孩子服药后副作用比较大,可服用刺激性比较小的葡萄糖酸亚铁,或把药物减至半量,待胃肠道症状消失后再加至足量。

一般来说,小儿在服药 3～4 周后贫血即能被纠正,但此时不宜马上停药,应在血红蛋白恢复正常水平后再继续用药 6～8 周,帮助体内储存铁。

第四节
10～12 个月婴儿的护理保健

一、体格生长

这个时期婴儿的体格生长进一步放慢。体重每月平均增加 150～250 g,身高增长 1～1.5 cm,乳牙萌出 4～6 颗门牙。

10 个月的婴儿已能很好地用双手扶住家具或栏杆站立,11～12 个月会扶家具行走,能由成人牵着两手或一手行走,有的宝宝还喜欢自己推着童车前进。1/4～1/2 的小儿在 12 个月时已会独自行走几步。躯体灵活度和平衡功能也大大增加,能在床上或平地上自由改变体位,由卧位翻身或坐位再攀栏站起,或由扶站位跪下或转成坐位。

手指动作更加灵活,能准确地伸手用拇指和食指指端捏起小物品(如小丸、饭粒等),部分 12 个月的小儿用拇指、食指捏起小丸时手腕部已能离开桌面,与成人相似。会熟练地将铃和摇荡鼓摇动发出声音;能听从命令将积木从盒子里取出,部分小儿已能将两块小积木搭在一起。用手指拿东西吃得很好,但用勺吃东西时还需要帮助,已会用手掌握笔涂涂点点。能听名称指物或指图 5～6 种,对一些图画有兴趣,这是有意注意的萌芽。

11～12 个月的小儿能听懂父母说的一些话,并执行简单的命令,如"把帽子拿起来"等。已开始理解成人的肯定(赞扬)和否定(制止),并能做出相应的反应。对成人的赞扬有积极反应,如他的某个动作引起父母哈哈大笑,他也跟着笑,并一遍遍地重复这个行为以引人发笑。对成人否定的语言、语气甚至眼神也能应答,如听成人喊"不要动、不要拿",他会把正要拿起的物品放下。语言发育进入萌芽阶段,开始学说话,会说一些简单的词,能将语言与实际人、物联系起来,常常是一个词代表很多的意思。部分孩子已能说出 1～2 个有意义的词(如"妈妈""爸爸")或模仿动物的叫声("汪汪"表示狗)。

语言发育个体差异较大,约半数小儿至 12 个月还不能说出有意义的词,但他们对成人的语言有一定的理解能力。此外,此年龄的小儿能准确地表示愤怒、害怕、嫉妒、焦急、同情等情感;能用手势表示简单的需要;显示出更大的独立性;不喜欢被大人搀扶和抱着;喜欢故意把东西扔掉又拣起;喜欢玩藏东西的游戏;喜欢模仿大人的动作;能听指令帮忙拿东西;能玩简单的想象游戏,如轻拍或摇动玩具娃娃。

二、说话延迟的护理

孩子到了该开口说话的年龄而不开口说话时，妈妈首先要注意一下宝宝的听力如何，假如听力没有问题，且已能听懂、理解成人的一些简单指令，则可放心，然后再检查一下平时带教孩子的态度和方式、家中的语言环境如何。宝宝开口学说话，不仅需要有正常的听力、发音器官和健全的大脑，还需要有良好的周围环境刺激。1～2岁孩子初学说话时积极性并不是很高，只有在他对事物有一定的理解能力，且心情愉快时才喜欢说话，因此做父母的可以从以下这几个途径入手，诱导孩子说话。

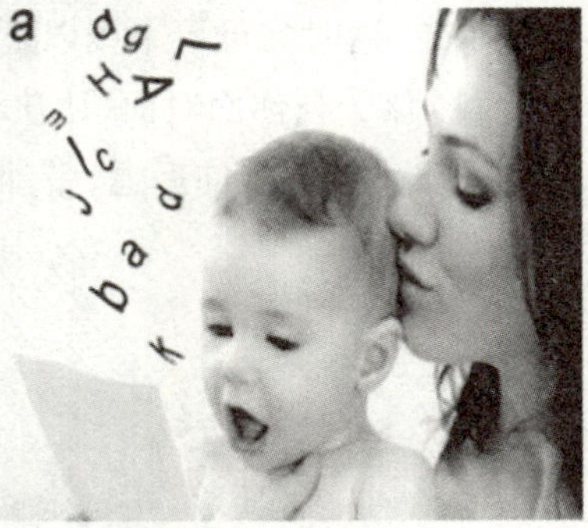

图 2－16

首先，让孩子多听。看护者可以在各种场所对孩子说话，让孩子多听，训练他的听觉灵敏度和对语言的理解。如对孩子的日常生活照料过程中，可以一边做，一边对孩子说"宝宝举举手，妈妈给宝宝穿衣服"；电话铃声响起的时候，指着电话说"电话"，门口小狗叫，可以说"汪汪狗"等。也可以放一些儿童歌谣，让宝宝多听，通过一段时间量的积累，宝宝的语言会有质的飞跃，模仿着开口了。

其次，要鼓励孩子多说话，只要孩子能开口发声，尽管刚开始往往还不会以正确的语言发音，大多讲的是"娃娃语"，成人不一定能听懂，但此时妈妈应该给予积极回应，给他鼓励："宝宝说得真好，再讲给我听听。"如宝宝指着小狗叫"汪汪"，妈妈可以接下去讲，"哦，宝宝是在告诉妈妈这是小狗，是吗？"给孩个回应，通过一问一答的方式，将话题继续下去，提高孩子讲话的兴趣。

再次，要多给孩子创造开口的机会，积极诱导孩子开口说话。平时多与孩子接触，多和孩子一起做游戏，在和孩子一起的过程中，带他广泛地认识各种事物，如带他去公园游玩时，开始先教他，"宝宝看，小鸟、红花、绿树……"，再次去的时候，可以问他："宝宝，小鸟在哪儿？红花呢？绿树呢？……"，慢慢地可以问他："宝宝，这是什么？"若宝宝讲得对，妈妈立即给予鼓励和表扬。若讲不出来，也没关系，妈妈自己再说一遍，然后鼓励宝宝模仿。孩子开口说话进展如果较慢，父母也不必过分担忧，语言的发展需要有家庭语言环境的良好刺激，孩子需要一定时间的积累过程，多给他机会，多和孩子讲话，终有一天孩子会一下打开话匣子，像百灵鸟一样，天天围着妈妈讲个不停。

三、走路训练

10个月时，婴儿的手脚动作大多已能够很好地协调，使他能扶着家具自己站起来，下一步是开始扶着家具向一边拖着脚走，最后他在没有人扶的情况下，自己开始摇摇摆摆地迈出最初的几步，但不是很稳，通常需要伸出双手来保持身体的平衡。这个阶段，孩子会经常跌倒,这时父母应鼓励他自己爬起来,鼓励他"再来一次",并对每一次的独走成功立即给予表扬。这样,在一次次跌倒爬起一起步走的过程中,孩子学会了如何保持身体平衡,学会了如何行走自如,在提高他能力的同时也增强了他的自信。有些孩子生性比较胆怯,开始不敢独自开步走,这时父母可采用以下这几个方法帮助他学走路:

(1)孩子与你面对面,让孩子的双脚分别站在你的双脚背上,握住他的双手,然后你左右交替一步一步迈步向后退,带动他左右交替向前迈步。

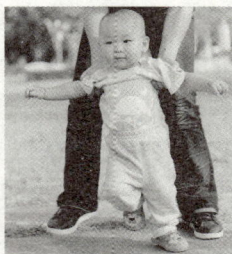

图 2－17

(2)让孩子站在床沿或长沙发的一头,你在旁用玩具逗引他移步走。

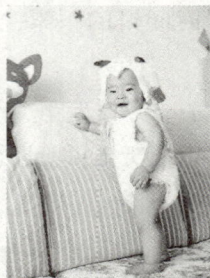

图 2－18

(3)让孩子牵着父母双手或单手走路。

(4)父母面面相对蹲下,距离为伸手能相触,让孩子在这段距离内自己独立行走。

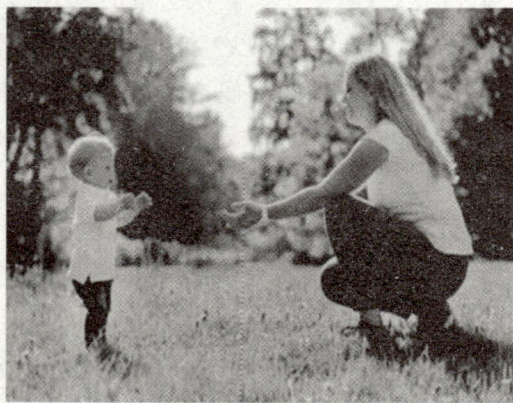

图 2－19

（5）让孩子靠墙站立，你在距他不远处用玩具逗引他走过来。

孩子早期心智的发展，都有个最佳时期，这时期给孩子施以适当的刺激，能促进孩子身心的成熟。有些父母心疼孩子，怕孩子摔痛，摔伤，用"学步车"来教孩子走路。殊不知，这样做会省去或缩短了孩子锻炼的过程，孩子的大脑和神经得不到相应的刺激，没有通过四肢的主动运动，达不到刺激大脑神经细胞发育的目的，孩子的各方面能力反而受到了明显的影响和阻碍。

四、断奶

婴儿长到 10 个月左右，该考虑给他断奶了。在气候宜人的季节，婴儿身体健康的情况下，可以逐步实施。记住给宝宝断奶不是一天就能完成的容易事，需要有一段时间的过渡。首先，渐渐减少母乳喂养的次数，如由一天 4 次渐渐减到 3 次、2 次、1 次，直至完全不吃母乳，与此同时，一日三餐开始试着喂软饭、馒头、面条等主食加各类菜肴来替代喂母乳的次数，这不仅促进他味觉的发育，训练他的口腔运动功能，让他学会如何吃稠的食物、固体食物，且使他吃同样体积的食品可获得更多的能量和营养素，其次，在减少母乳的同时，应增加一定量的奶粉或牛乳，要知道断奶指的是断母乳，而不是乳制品。小儿每天摄入的鱼肉蛋白质不仅量有限且消化不完全，而乳制品不仅营养丰富，又容易消化吸收，乳制品还是小儿优质蛋白质的主要来源，因此在断母乳同时培养孩子习惯喝牛奶，保证至少一天有 2~3 杯，总量在 500 mL 左右的牛奶摄入，这样逐步用饭、面、牛奶来代替母乳，使喂母乳的次数越来越少，直至完全断去。

表 2-1　宝宝辅食添加时刻表

月龄	4 个月	5~6 个月	7~8 个月	9~11 个月	12~15 个月
主要品种	蛋黄、米粉	米粉、粥、蛋黄泥、菜泥、鱼泥、水果泥、豆浆	稠粥、烂面条、蛋羹、菜末、肝泥、肉末、豆腐、面包片、馒头片、水果片	软饭、碎菜、全蛋、小块肉类、豆制品、馒头、饺子、水果	同成人、稍软
软硬度	稀糊状	稠糊状	豆腐状	香蕉状	软饭
次数/天	1 次	2 次	2 次	3 次	3 次
宝宝进食方式	小勺喂食	小勺喂食	小勺喂食、宝宝手抓	宝宝手抓、宝宝用勺	宝宝用勺、筷子
	吞咽	吞咽	舌碾和牙床咀嚼	咀嚼	咀嚼
口味		青淡、多汁		清淡、少盐、少油	

断母乳过程是一个较复杂的过程，孩子要有个逐渐适应的时期，不但生理上要有适应过程，在心理上也有适应过程，切忌用粗暴简单的方法来解决。有的妈妈在断奶时，采用一些

不科学的方法,如在乳头上涂上紫药水或抹上辣椒,通过恶性刺激、恐吓孩子来达到断奶的目的,这些做法很容易使孩子产生恐惧、焦虑、愤怒、悲伤等不良情绪,不仅给孩子的身心健康带来极大的伤害,还可能引起其他许多问题,因此是极不可取的。

由于宝宝开始逐渐少吃母乳,可能会变得越来越依恋母亲,易出现母子分离焦虑,此时妈妈要给他多些爱护,亲自喂他吃饭菜,和他一起做游戏,特别是在临睡前可以给他讲个故事,唱个摇篮曲,让他在妈妈柔和的声音中入睡,让他感到虽然吃不到母乳了,妈妈还是时时在他身边,关心他,爱护他。

五、选购玩具

玩具是孩子成长过程中必不可少的道具和伙伴,可促进小儿视觉、听觉和触觉的发展,锻炼宝宝动手、动脑能力,让孩子有个自由创造的空间,边玩边学边创造,充分发挥他们丰富的想象力。为孩子购买玩具,安全应放在第一位,购买玩具首先要认清有无"CCC""CE"标识,这是符合国家安全检测标准的标识,没有这个标识就不能买。其次还有一个绿色环保的标识,有绿色环保标识的玩具可以反复清洗消毒,特别适合婴幼儿玩耍。

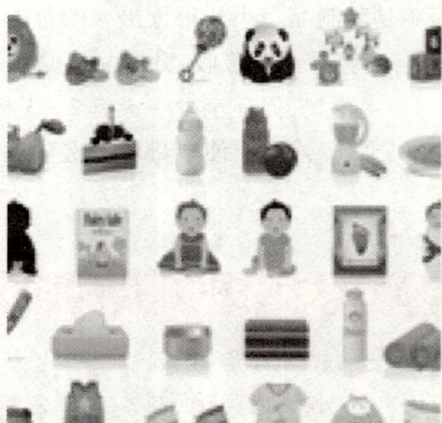 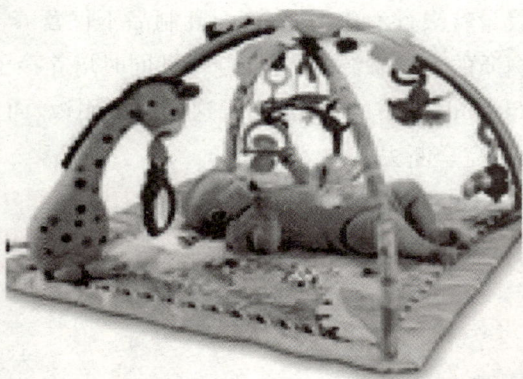

图 2-20　　　　　　　　　　　　　　　　图 2-21

不同年龄有适合其年龄特点的玩具,有些家长在给孩子买玩具时,凭自己的喜好,往往导致所买的玩具超前,使玩具没有达到应有的功用。随着孩子年龄的增长,各时期选择的玩具应各不相同,下面简单列举各年龄段的适合的玩具及其功用。

0~1岁发展视、听、动作的玩具:彩色气球、悬挂玩具、八音盒、手摇铃、响铃棒、风铃、拨浪鼓、布娃娃、小容器、套环、套碗、小推拉车、摇马、积木、拼插玩具等。发展语言及认识能力的玩具:各种动植物形象玩具、立体几何图形玩具、交通工具、小用具等。

1~2岁发展动作的玩具:推车、拉车、球类、攀登玩具(小滑梯等)、投掷玩具(沙包、塑料小手雷、玩具保龄球等)、平衡木、套叠玩具(套环、套杯、插棍等)、穿绳玩具(木珠、塑管、木线轴等)、积木、拼插玩具等。发展语言及认识能力的玩具:各种动植物形象、立体几何图形、交通玩具、小家具及日用品玩具、木偶、画片、画册等。

2～3岁发展动作的玩具：球类、投掷玩具、攀登及钻爬、摇荡玩具（秋千）、套叠玩具、穿绳玩具、结构玩具（各种积木）、橡皮泥、面泥、组扣板、玩沙玩水玩具。发展语言及认识能力的娱乐玩具：动物形象玩具、交通工具、过家家用具、小乐器（鼓、锣、手铃等）、玩沙玩水玩具和医疗、商店、军事等方面的形象玩具。

六、穿合适的鞋子

为开始学走路的宝宝选购一双合适的鞋是件很重要的事。这不仅与宝宝学会正确的走路姿势息息相关，还是从小保护好孩子的脚的最基本的一件事。

为孩子选择鞋子首先考虑穿着舒服。根据孩子的脚形、脚的实际尺寸，要求鞋既要有空间让脚生长，又不能使孔隙太大以免不合脚，不便走路。鞋底稍柔软而不滑，宜选择橡胶底或布底为佳。鞋面以布或软皮制的为好。其次，鞋子质地要轻便、柔软，既要能保暖，又要宜透气；鞋底要有弹性，能增强脚弓弹性的作用；鞋腰要结实不宜变形，避免孩子穿上后易将脚滑出来；鞋跟要平跟，有利于维持孩子的正常脚弓，不致引起肌肉和韧带损伤；鞋面和鞋帮要有一定弹性、易起皱，使孩子在走路时，脚能自然地弯曲。再次，给学步的孩子买鞋，还应考虑到这时期的孩子在学走路时，从来都是眼睛向前看，而不向下看，稍不注意，他的小脚就会踩到或踢到什么东西，而痛得哇哇大哭。因此，鞋底和鞋帮应有一定厚度，能保护宝宝的脚不受粗糙地面或其他尖锐物品等潜在危险的伤害。最后，给孩子买鞋，最好带孩子一起去试穿，真正做到心中有数。此外，每隔一段时期，就要检查一下宝宝的脚和鞋的适合度，是否又该换鞋了，一般来讲，婴幼儿平均每2～3个月就要换一双大一点的鞋。

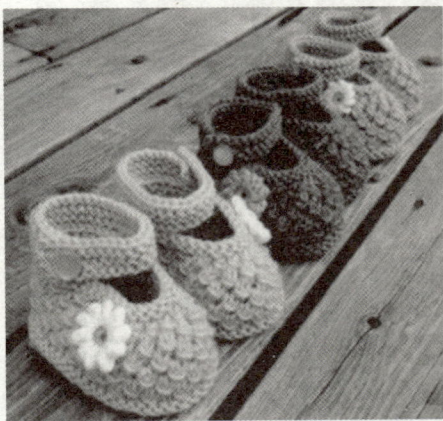

图2－22

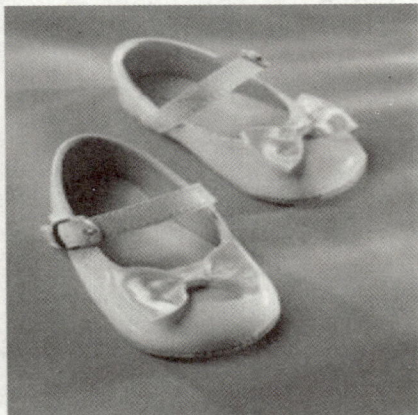

图2－23

接近1岁的孩子，还有一个比较普遍的现象：喜欢扔东西，他能把放到他手中的东西一次又一次地扔到地上，从中得到极大的满足和快感。同时他也将这样扔东西的行为当作一项"实验"，看看东西被自己扔出去后，会有什么反应？探索自己的动作（扔）和动作的对象（物）在扔前和扔后会出现什么变化和效果。扔铃铛到地上会有很大的响声；扔布娃娃到地上无声无息。孩子从"扔物"中发现物体有许多不同的属性，从而增长其见识和经验。如果你在旁不停地帮他拾起来给他，他会扔得更欢，扔得更高兴。他以为这是一种可以两人玩的游戏，而乐此不疲，想结束这种现象的最好办法是将他放到干净的地板上玩，让他自己扔，自己拾。另外，你还可以教育孩子什么东西可以扔着玩，什么不可以扔。将孩子的扔物兴趣正确地引导到游戏和日常生活中去，如扔物进玩具箱、和大人起玩扔皮球、扔废纸进纸篓等。

在这个年龄段里，孩子还喜欢做的一件事就是撕报纸、书本等纸质物品。

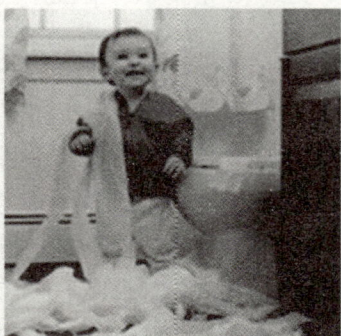

图 2 – 24

通过撕纸张，他能看到自己动手后的成果，感觉到自己的力量，带给他很大的信心。一般来讲，孩子喜欢扔东西、撕纸片的过程不会持续很长时间，过了这一阶段，孩子逐渐学会了正确玩玩具、翻看图书后，他的兴趣和注意力会逐渐转移到其他许多更有趣的活动中，扔东西、撕纸片的行为就会自然消失。

💗 **问题与思考**

1. 婴儿期护理保健的要点有哪些？

2. 家长及儿科护士如何对说话延迟的孩子进行语言训练？

3. 如何看待婴幼儿扔东西或撕纸片行为？

第三章
幼儿（出生 13~36 个月）的护理保健要点

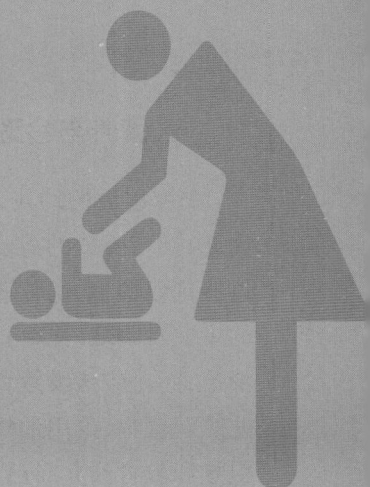

幼儿期小儿行走和语言能力增强，与外界环境接触的机会增多，自主性和独立性不断发展，发病和意外伤害发生率仍然较高。在发展过程中，还会出现一些心理、社会问题。幼儿期保健重点是：合理安排小儿生活和培养良好的生活习惯；预防疾病和意外；进行生长发育系统监测；完成计划免疫。

第一节
13～17个月幼儿的护理保健

一、营养与合理膳食

1岁以后的幼儿，其生长发育虽不如出生后第1年迅速，但每年仍可增加体重2～3 kg。因此，其营养素的需要量仍然相对较高。1岁以后的小儿饮食应该由原来的以奶为主逐渐过渡到以粮食、奶、蔬菜、鱼肉、蛋为主的混合饮食。应该注意的是，牛奶还应是1～3岁幼儿的主要食物之一，每日平均350 g左右，切不可认为断奶就是将所有的牛奶或奶制品全部取消掉，而是应该继续食用直至一生。另外，幼儿的咀嚼功能还不够发达，每天应该单独为幼儿烹调食物，少用油炸，以防脂肪过多、食物过硬，幼儿的食物加工要细且体积不宜过大。要引导和教育幼儿自己进食，进餐要有规律。在进餐时，让幼儿暂停其他活动，集中精神进餐。

二、生活护理及安全防护

孩子自己能走动以后，其活动量也较前增大。因此，平日衣服不要穿得太多，一般和大人穿得一样或多一件就足够了。在这个时期，还要有意识地培养孩子的自我进食能力，让他自己用勺吃饭。这不仅能培养孩子独立生活的能力，还能提高孩子对进食的兴趣，促进其手眼协调能力的发展。同时，进一步强化训练宝宝用杯子喝水，不要一直用奶瓶给孩子喝水、喝牛奶，这样会养成孩子含奶瓶的习惯。时间一久，极易导致门齿的龋齿及上下牙齿生长排列不齐。

1岁以后孩子一天小便10次左右。可以从1岁后培养孩子会表示要小便的卫生习惯。儿科护士应掌握孩子排尿的规律、表情及相关的动作，如身体晃动、两脚交替等，发现后让其坐盆，在孩子每次主动表示以后给予积极的鼓励和表扬。1岁以后，孩子的大便次数一般为一天1～2次，有的孩子两天1次。如果很规律，大便形状也正常，父母就不必过虑，均属正常现象。每天应坚持训练孩子定时坐盆大便，慢慢养成孩子定时大便的习惯。

孩子满周岁后，应穿满裆裤，这样避免孩子因经常席地而坐而污染外阴部及尿道口，引起尿路感染。此外，孩子也不宜长时间穿紧身裤。此期还是一个易发生意外危险的年龄，因为这时的孩子已经会独立行走，然而动作平衡、协调性及灵活性还差，容易跌跤。由于孩子对外界事物都感到很新奇,不仅要看,还要用手摸、用鼻子闻、用嘴尝,虽然这是孩子认识事物的方法,但他生活经验不足,不懂得保护自己,常易发生意外伤害。因此,应注意在家具的棱角处套上保护套,避免孩子跌跤撞着出危险。家中的任何药丸、消毒剂、金属小物件等均应放在锁住的抽屉或小柜内,避免孩子拿到后误食。而且在日常生活中,妈妈要有意识地逐渐教会孩子懂得危险,什么东西不可以碰、什么地方不可以去,教会孩子保护自己。

三、视觉保护

婴幼儿时期是视觉发育的关键时期和可塑阶段,也是预防和治疗视觉异常的最佳年龄。因此,积极做好预防与保护非常重要。

首先是照明的要求。宝宝居住、玩耍的房间最好选择在窗户较大、光线较好的房间里。不要让花盆、窗帘及其他物品妨碍阳光直射室内。宝宝房间的家具和墙壁最好是鲜艳明亮的淡色,如粉色、奶油色等,使房间获得最佳采光。如果自然光不足,可加用人工照明。人工照明最好选用日光灯,一般电灯泡照明最好再加上乳白色的圆球形灯罩,以免光线刺激眼睛,易于疲倦。灯泡和日光灯管均应经常擦干净尘土,以免降低照明度。

其次是看电视卫生。孩子大多非常喜爱观看电视节目,但 3 岁儿童每周看电视最好不多于 2 次,每次不超过 15 min,3~4 岁儿童看电视每次最好不超过 30 min,电视机荧光屏的中心位置应略低于宝宝的视线。眼睛距离屏幕一般以 4~6 倍于屏幕对角线的距离为宜。最好在座位的后面安装一个 8 W 的小灯泡,可以减轻看电视时的视力疲劳。

另外,还有看图书、画画的卫生。宝宝看图书、画画时,坐姿要端正,书与眼的距离宜为 33 cm,不能太近或太远,不能让宝宝躺着或坐车时看书,以免视力紧张、疲劳。同时,要供给宝宝富含维生素 A 的食物,如肝、蛋黄、深色蔬菜和水果等。经常让宝宝进行户外游戏和体格锻炼,有利于恢复视觉疲劳,促进视觉发育。

四、衣着舒适

3 岁以内的孩子长得特别快,因此,很多家长在给孩子买衣服时都选择比孩子本身大许多的衣服。我们也经常看到有些孩子穿的衣服袖子很长,手都露不出来。这样不仅妨碍孩子手部的活动,而且由于手在袖子里,不容易抓住物体,一旦发生身体不平衡时,手抓不住东西,容易摔跤。

手是人体一个敏感的感觉和活动器官,也是孩子探索世界、了解世界的主要途径。通过手的触摸,可以让孩子了解不同的物体,还可以促进大脑的发育。因此,不要给孩子穿太大的衣服,尤其是袖子不宜过长。同样,裤子、鞋子都不宜太长、太大。一般来说,衣服可在小儿身长的基础上,长 5~6 cm,这样有些外套衣服就可以穿两个季节。买的鞋子,孩子穿上后可空余 1~2 cm。给孩子买鞋子最讲究合适,否则不仅影响孩子运动,还可能影响到孩子走路的姿势。

五、游戏与教养

著名儿童心理学家陈鹤琴先生指出,小孩子是生来好动的,是以游戏为生命的。教育家夸美纽斯指出,在游戏时,智慧总是会由此而紧张地活动,甚至常常会由此而得到磨炼。孩子有其独特的认知方式,尤其是学龄前的孩子,不宜呆板、长时间地学习。他们通常以游戏的方式来认识事物,关键是如何正确组织、引导孩子的游戏活动。运动性游戏比较适合于这一阶段的活动,它不仅有利于婴幼儿神经系统的发育,还有利于身体的发育。常见的方法有:

(1)让孩子像鱼、兔、小虫一样翻滚、爬行、游动。

(2)让孩子用积木设置障碍,进行跨栏比赛。

(3)做玩球游戏等。

1~2岁的孩子无时不动。美国心理学家奥陆多额尔对这一阶段的婴幼儿做了这样的叙述:"接近两周岁的婴幼儿,身体虽然还处于比较原始的阶段,脚短头大,走路时脚步不太稳,姿势、躯体稍有前倾,很像旧时器时代的尼安得塔尔人那样。但是,由于他们活动能力的提高、手脚的解放和白天大部分时间都处在活动之中,他们要求不停地进行游戏,而且喜欢到处乱跑和四处捣乱。"

宝宝到了1岁半,路已经走得很稳。他的好奇心似乎永远得不到满足,在他眼中,家里的抽屉、柜子,甚至瓶瓶罐罐里都像藏着宝贝。在你不注意时,他就会打开抽屉,专心致志地一件一件地把东西全拿出来,似乎最好的东西就在里面,结果是满地狼藉,这是家长们经常会遇到的烦事。这时,你只有好好引导,跟他讲道理。

好动、贪玩、好奇是儿童的天性,而恰恰又是好奇,才使孩子不断成长。小孩子6个月大时,一听见声音就要转头去寻,一看见东西就要伸手来拿。再大一点的孩子好奇的动作更多。如果孩子不好奇,他就不去与事物相接触了,那他就不能明了事物的性质和状况了。所以,好奇动作是小孩子得到知识的一个最紧要的门径。这一阶段,不仅要允许婴幼儿去触摸周围的物体,而且要给婴幼儿创造各种机会,让婴幼儿去触摸周围的物体,使他能最大限度地在家中自由活动,并给他以惊喜和稀奇,来鼓励他的好奇心的发展。

2岁前后的婴幼儿虽然还不会说许多话,但心里已经有了自己的许多小主意。然而其社会性考虑的思维能力还未形成,所以许多想法都带有以自我为中心的色彩。还不会体会或考虑别人的心态及造成的后果,再加上他们自我控制能力较弱,即使和他讲道理,他也听不懂,也不会听。因此,父母必须详细了解婴幼儿的内在心理,学会观察和等待,采取因势利导的对策。这样既能满足婴幼儿的好奇好玩的心理,又能培养其自主自信的好品质。

六、让孩子拿起小画笔

小儿在这个阶段对这大人手中的笔特别着迷,只要看到就想抢着拿到手。此时的他虽未学会正确的握笔姿势,但他依然能用整个手以握拳的姿势拿起笔进行他的大作,在墙上、桌上、地上涂画出乱七八糟的线条。常常是一边画、一边玩,走一处、画一片,有时还边涂边讲,为自己能创造出这么多的"抽象"作品而啧啧称奇,倍感自豪。绘画是一项眼、手、脑紧密配合的活动,因此,孩子绘画能力的发展和他的生理、心理的发育有着密切的联系。绘画活动有利于发展儿童各方面的能力(观察力、思维能力及创造力)。在幼儿时期,通过美术活动培养这种素质是非常有利的,为幼儿今后的成长打下了良好的基础。但是,儿童绘画有其自身的发展规律,根据我国儿童的实际情况和观察,儿童绘画发展过程可分为以下几个阶段:

(1)涂鸦期:1～3 岁。

(2)象征期(又叫表象符号期):3～5 岁。

(3)主观感觉表现期:5～9 岁。

(4)视觉写实期:9 岁以后。

在教儿童绘画时,一定要遵循他的发展规律,否则将会阻碍他兴趣爱好的发展与提高。18 世纪的法国教育家卢梭说过:"在教育中,要把孩子看成孩子。在他的心灵还没有具备种种能力以前,不应当让他运用他的心灵,因为他还处在蒙昧的状态时,你给他一个火炬,他也是看不见的。"因此,在辅导孩子绘画中,必须按照儿童绘画的发展阶段进行。

1 岁期是儿童绘画的乱画期,处于涂鸦阶段。1 周岁婴儿用他们能接触到的工具(如铅笔、蜡笔、竹竿、树枝等),不管在什么地方,都会胡乱涂画。在涂抹活动中,他们感到新奇好玩,乐于尝试。开始还没有画什么的想法,只是孩子好动的本能,他们对自己手的动作和涂抹的效果感兴趣。经过反复涂画,促进了手、眼、脑机能的发展,不断增加线、形、色的感知积累。一开始涂得乱麻团,线条没有分别,毫无秩序,进而反复同一动作,有一定方向,说明视觉上有所控制了。这种控制能力会发展到更复杂的动作,他绘出了圆形,虽然很不像样子,但已是一大进步。成人可能对幼儿画的形状难以理解,但可以从那些线条的动态中感受到幼儿内心的喜悦和惊奇。

因此,应给他们多提供这种机会,为他们提供纸、笔。如果他们得不到纸、笔一类的工具,他们便会在地上、墙上或家具上乱涂乱画。不要过于责怪孩子,那是因为你没给他画画的工具。

七、鼓励孩子进行自立能力的锻炼

孩子走得稳了,小手也更灵活了,活动范围扩大了,随之而来的是开始有了独立性的萌芽。父母会明显地感到,能自由活动的幼儿更接近于一个完整意义上的人了。他好像不再完全地依赖父母了,父母的温情和爱抚在他的眼中经不如以前重要了,妈妈处处关照有时可能变成了一种限制,甚至不耐烦接受。他什么都想自己干,尽管有时又力不从心,但他愿意努力去尝试。此时,面对这个初步独立的孩子,父母和儿科护士的态度也应该有所改变。不管你内心有多担心和紧张,都应放手地给他适当的独立活动的机会和自由,这是宝宝成长的必由之路。

布置一个能满足孩子需求的生活空间,安全而富有创意,让孩子在其中自由发挥他的才干。在吃饭前,让孩子洗干净双手,坐在孩子专用凳子上,将他的饭菜放在面前,让他自己自由用勺或手来取食自喂。妈妈只要在旁协助就行,不必再像 1 岁以前那样全包全揽。外出游玩前,可嘱咐孩子自己拿上帽子、手套等小物品。上下楼梯时,家长可先让孩子学会爬楼梯,然后一手搀扶他,先让他一步一步走上楼、走下楼,逐渐过渡到让孩子自己扶着楼梯的栏杆上下楼。对孩子来说,每一项日常活动都是一种游戏,他都会兴致勃勃去做。每一次的成功都让他信心百倍,他会为自己的能干而感到自豪。这就为其下一步探索周围世界积累丰富的经验。当然,在这个过程中,父母的鼓励和表扬也是必不可少的。

第二节
18～24 个月幼儿的护理保健

一、营养与喂养引导

18～24 个月的幼儿活动量日渐增多,胃容量可增加至 300 mL。其生长、发育虽不像婴儿那样迅猛,但与成人相比,仍然是非常旺盛的。所以,其食物的需要量、摄入量增多。然而,其咀嚼和消化功能发育不成熟,故不应过早地让他进食一般的家庭膳食。在食物的选择及烹调上,仍应注意幼儿的特点,给其变换花样品种,准备细、碎、软、烂等容易消化且营养丰富的食物。

此年龄的幼儿很喜欢弄杯握勺,自取食物。这是从喂食到自食的开端。大人要鼓励宝宝自己进食,因为自食不仅可以训练孩子的动作发育及手眼协调功能,还可以培养孩子对饮食的兴趣,增进孩子的食欲。孩子进食时,要注意训练孩子咀嚼和吞咽固体食物的能力。每口食物吃进去,要让他充分咀嚼后再咽下。吸吮与咀嚼是两种完全不同的进食动作,孩子必须通过训练才能适应。并且,咀嚼锻炼可促进上、下颌骨的生长发育,为乳牙换恒牙作准备,也可避免牙列不齐及小儿咀嚼困难。

二、生活护理

1 岁半以后的孩子,白天多数只在中午睡一次,一般是 2～2.5 h,夜间再睡 10 h,这样每天可基本保证 12～13 h 小时的睡眠。做父母的应继续培养和巩固孩子自动入睡和单独睡觉的习惯,这样既利于孩子的身体健康,又可培养孩子的独立生活能力。应继续训练孩子定时排便的习惯,逐渐让孩子自己主动去坐盆,但仍需大人在旁照顾。

这个年龄阶段的孩子,活泼好动,好奇心强,愿意去户外活动。只要不是刮大风、下雨、下雪,大人都应每天给孩子安排一定的户外活动时间,并在旁照料,以防发生意外。活动地点以居民小区的绿化地带、庭院内或公园为宜。有些家长喜欢带孩子逛马路,却不知道马路上人多车多,孩子缺乏安全意识,又喜欢奔跑,这样很容易发生危险。而且,孩子的身高与汽车尾气排放的高度相近,容易导致铅及一氧化碳的吸入,对孩子的健康十分不利。户外活动时,可以让孩子玩水、玩沙子。如居民小区有滑梯、跷跷板等设施,也可以让孩子玩,使孩子能从小体验各种不同的感受,并认识周围的自然景物。还可以让孩子学着骑三轮童车,培养孩子的动作协调能力、平衡能力及独立生活能力。在玩耍中,大人还应鼓励孩子多与别的孩子一起玩,使他有更多的机会学习游戏规则和与人交往。

第三节
25~30 个月幼儿的护理保健

对于 25~30 个月的孩子,可以充分利用各种媒体进行启发诱导,还可以时常从网上学习一些最新的育儿方式。这不但经济有效,而且可以在潜移默化中学习更多的语言,加大孩子的信息量,提高他的思维能力,从而促进孩子智力和身体的全面发育。

一、饮食营养与生活管理

1. 饮食

幼儿生长发育速度仍很快,应注意供给足够的能量和优质蛋白食物,以细、烂、碎为主。并且儿科护士应掌握合理的喂养技巧,注意食物的种类和色、香、味。就餐前,要使幼儿保持愉快的情绪,鼓励孩子自己进食,进食时不要惩罚孩子,可用孩子自己喜欢的餐具以增进食欲。按时进餐,培养就餐礼仪,如吃饭时不讲话,不把喜欢的菜拿到自己面前等。

同时,加一些烤脆的馒头片、面包干和硬点心,可增强咀嚼功能,利于牙齿生长。注意给孩子饮水。按体重算,每千克体重 100~150 mL 水,除牛奶、饭中的水外,还要加一定量的水。

2. 衣着

幼儿衣着应宽松、保暖、轻便,利于自己穿脱;衣物颜色要鲜艳,有利于防止交通事故的发生;鞋子要舒适合脚、鞋底平软厚实,以便保护双脚。

3. 保证睡眠

从幼儿期开始,睡眠时间随年龄的增加而减少,保证每日睡眠 12~14 h 小时,白天睡觉两次。幼儿睡前需要有人陪伴,或带一个喜欢的玩具上床,以使其有安全感。就寝前,不要给孩子阅读紧张的故事或玩剧烈的游戏。保证充足的睡眠时间,养成早睡早起的习惯。

二、培养自立的生活习惯

要培养孩子自立的生活习惯,如训练幼儿自己吃饭、坐盆大小便、脱鞋、摘帽子,逐渐地让宝宝养成自立的生活习惯。这个时期,不要再继续不停地追着孩子喂饭。要平等地与孩子同餐,让孩子养成专心独立吃饭的习惯。但要随时关注他,并帮他养成饭前便后洗手的习惯。还要逐渐教孩子自己穿衣穿鞋,教他系扣子和鞋带。逐渐帮助孩子学会去卫生间。另外,这时候的孩子夜间尿床是普遍的,不必特意把孩子叫醒撒尿。

三、口腔保健

乳牙出齐后,应注意口腔保健。早期可用软布轻轻清洁幼儿牙齿表面,逐渐改用软毛牙刷。鼓励他学会自己刷牙。为保护牙齿,应少吃易致龋齿的食物,如糖果等。避免幼儿含着奶嘴、喝着牛奶或果汁入睡,否则会对牙齿造成极大损害。教幼儿学会用杯子喝水。

四、运动训练

(1)锻炼宝宝手指的灵活性。到了这一阶段,孩子的手指已很灵活了。为了进一步加强他手指的灵活性,促进大脑发育,妈妈可以和小宝宝一起做手指操。和着音乐的节奏,让每个手指都得到运动。还可以经常让宝宝拿小的物体。搭积木是这个时期最好的游戏。

(2)锻炼宝宝的眼和脚的协调性。在会走以前,孩子主要学习支配自己的双手。到了这个时期,孩子已能独立行走,就要注意培养孩子自由支配自己的双腿和双脚,使眼、脑、脚及全身动作协调起来。平时,可扶孩子多上下楼梯。节假日最好带孩子出游,让他在大自然中尽情活动。

(3)开发宝宝的运动能力。这个时期的孩子懂得和别人共同游戏,已经可以独立完成一些简单的游戏动作。父母要多陪孩子玩耍,带他做一些可以使全身得到运动的游戏,如玩皮球等,从而增强孩子的反应能力,促进孩子肌肉的发育。

(4)玩沙子、捏胶泥对孩子很有益处。对于幼儿来说,玩沙子、捏胶泥是很有启发性的游戏。沙子并不脏,而且沙土含有有益人体健康的元素。所以可教孩子玩各种沙土游戏,如挖洞等,还可以示范性地用胶泥捏一些简单可爱的形象,引发孩子兴趣。

(5)鼓励宝宝随意地涂画。这一时期的孩子会对用笔涂画产生浓厚兴趣。给孩子准备好笔和纸,让他随意涂画。家长只可以夸奖和鼓励他,不要说他画得不好或教他怎么画。这个时候,他是成年人的老师。如果他把作品画在墙壁或地板上,也千万不要斥责他。总之,要让宝宝画得随意和尽兴,为开发他的创造力打好基础。但要注意,不要让宝宝独自拿到钢笔或圆珠笔一类的东西玩。

五、社会情感训练

鼓励和小朋友一起玩,让宝宝"合群"。人原本就是群居动物,与他人合作是人类的天性。这个时期，要引导宝宝，让他学着与他人融洽相处。父母要经常带宝宝出去接触外面的人和事，鼓励宝宝与其他小朋友一起玩，在游戏中学会与人合作，学会容忍别人，初步培养他的集体观念。在安排活动时，要注意饭前、饭后半小时不要剧烈活动。

宝宝已经很"独立"了，他的见识日渐广泛，"自我意识"不断增强，什么都想自己做。家长这时不要表现出轻视或制止他做什么，只可以启发和引导他，以避免限制孩子的主观意愿，因为主观能动性是智力开发的动力。需要注意的是，危险物品一定要远离宝宝。

第四节
31～36个月幼儿的护理保健

31～36个月的幼儿很可爱且很好动，是生理和心理发育的重要时期。这个时期，要在继续开发儿童的智能同时，逐步养成良好的生活习惯。这时，孩子的运动能力增强，身体协调性更好了。记忆力、求知欲、创造力等都很强，做事情开始不喜欢别人指手画脚。孩子的模仿能力也很强，家人最好有良好的学习习惯，对孩子产生好的影响，这会影响到孩子日后的学习生活。

一、饮食营养安排

此期幼儿一日进食量为：每天400～600 mL牛奶，鸡蛋一个，其他主副食较前一阶段略有增加。可搭配粗粮。饮食要以粮为主、以肉菜为副、以水果为辅，常吃豆类食品和深色蔬菜，油、盐、糖要少吃，食物要杂。每天3次正餐，1次零食，一般在午睡后加。

孩子的生长速度减慢，这是正常的生理现象，不必强迫或诱使孩子多餐多食。每天按时开饭，孩子的最好饮品是白开水，少喝含糖分多的饮料。自己吃饭，不要追喂。

二、重视回答孩子的每个问题

这一时期幼儿的词汇已经非常多，能够连续说两句话，有时还会唠叨不休，好奇心使他会经常问"为什么"。父母这时要耐心，并要有问有答，而且要用简练的、孩子能听懂的语言来回答孩子。如果遇到不知道的问题，要和孩子一起翻阅书籍或问他人，千万不要为了应付而乱说。如果孩子提出一些奇怪的问题或做出调皮的事，父母处理的态度应耐心而有灵活性。

三、有意识地让孩子识别大小、形状和颜色

这一时期的孩子，已经有了区别各种颜色和大小形状的概念。日常说话时，可有意把形容物体大小、形状和颜色的词强调出来，这会无形中在孩子的头脑里形成一些概念。拿画笔

或卡片、积木等教孩子认识色彩,知道最基本的几何形状,如方、圆等,并对物体的大小有一定的比较。这样一来,孩子的大脑便会越来越发达,智能会得到迅速的开发,孩子的学习能力往往会超出父母的想象。

四、劳作训练,培养自理能力

(1)2~3岁的孩子,可多让他做些与生活相关的劳作,在劳作中使孩子身体得到锻炼并养成劳动习惯。自己的事,自己能干,就让他自己干;家务事,引导他协助大人干,不局限于户内、户外。要使宝宝的劳作能力和智力同步发展,但要特别注意幼儿的安全保护。要随时告诉他什么是危险的、不能干的。要循序渐进,引导幼儿做力所能及的事。

(2)锻炼手指能促进大脑发育。这么大的孩子可以学着做一些简单的小手工。比如,可以教他结绳结,让他学会多种打结方法。还可以教宝宝学会拿剪刀,用剪刀剪纸片。正确使用剪刀可以锻炼宝宝手指肌肉的力量,但一定要注意安全,在家长的监护下进行。

(3)当孩子遇上要做而不会做的事或做得不好的时候,要耐心地告诉他、引导他,而不要动不动就斥责。当他能够很好地完成时,就要及时加以表扬。孩子生活上的琐事,大人看着很简单,可是对于孩子来说,就相当复杂了。总的来说,切忌斥责,应以表扬为主。但称赞孩子要适度,不要过分,在过分称赞中成长的孩子往往无法辨认真与假、好与坏、成功与失败。

♥ 问题与思考

1.如何对待孩子爱问为什么?

2.怎样能够促进孩子的大脑发育?

3.简述幼儿期的特点。

第四章
婴幼儿经络护理

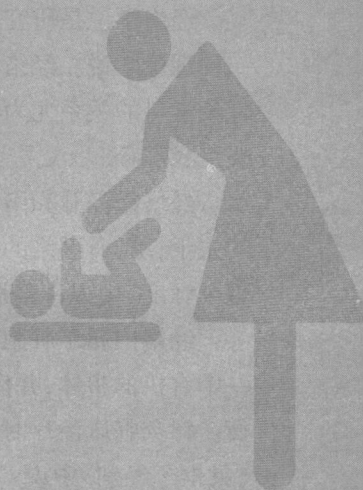

第一节
婴幼儿经络概述

一、经络学说简述

经络学说是研究人体经络系统的循行分布、生理功能、病理变化及其与脏腑相互关系的一种理论学说。经络学说是我国古代医学家在长期的医疗实践中总结和发展起来的，其与针灸学科的关系尤为密切，也一直指导着中医各科的诊断和治疗，是我国医学理论体系的重要组成部分。

经络是经脉和络脉的总称。经，有路径的含义，经脉贯通上下，沟通内外，是经络系统中的主干；络，有网络的含义，络脉是经脉分出的分支，较经脉细小，纵横交错，遍布全身。《灵枢·脉度》中说："经脉为里，支而横者为络，络之别者为孙。"

经络内属于脏腑，外络于肢节，沟通于脏腑与体表之间，将人体脏腑组织器官联系成为一个有机的整体；并借以行气血、营阴阳，使人体各部的功能活动得以保持协调和相对的平衡。针灸临床治疗时的辨证归经、循经取穴、针刺补泻等，无不以经络理论为依据。所以，《灵枢·经别》中说："夫十二经脉者，人之所以生，病之所以成，人之所以治，病之所以起，学之所始，工之所止也。"说明经络对生理、病理、诊断、治疗等方面的重要意义，并被现代医学所重视。

婴幼儿对外界的适应能力和防御能力差，自身免疫力低下。机体不能耐受毒素刺激，对药物的副作用敏感。因此，婴幼儿保健护理，不应以吃药打针为主，而应以预防为主，以加强经络保健为要。婴儿期形体结构尚未定型，五脏六腑稚嫩柔弱。在发育过程当中，婴幼儿保健不宜采用成人所用的推拿等重手方法，而应以经络抚触和动作训练为主。人体生理学证明，从胎儿开始，人类器官能力一旦开始形成并发挥作用，就要求人体各方面自动满足该器官发育发展要求的本能，只有满足本能需求，人才能使体内外的能量信息物资交流交换顺利进行，生命机能的关系畅通，进而使生命得到健康发展。

二、婴幼儿的经络特点与保健

婴幼儿行气未充，所以经络与成人有所不同，有一些特定的穴位，随着小儿的成长，过渡发展为成人的十二经脉、奇经八脉。这些穴位不止一点，有的是条线，比如三关、六腑；有的是一个面，比如内八卦、外八卦等。婴幼儿的脏腑娇嫩，抵抗力差，容易患病，而且各脏腑之间的经络畅通，疾病转变快。但也正由于脏腑之间的经络畅通，再加上小儿的新生能力强，稍加干涉就容易恢复。

婴幼儿的经络保健是通过爱抚触摸和动作训练完成的。抚触一般从出生就要进行，动作训练则通常在出生后第 7 天开始逐步进行。动作训练可分为大动作训练和精细动作训练两类。

三、经络抚触和动作训练对婴幼儿成长发育的影响

1. 促进神经末梢的发育

婴幼儿皮肤上的神经末梢很发达，特别是手、脚、面部。从新生儿期，就开始对婴儿抚触，不仅可以促进小儿神经的发育，并且可以促进大脑神经末梢的同步发育。皮肤上神经越敏感，大脑内神经突触就越长，大脑就越聪明。

2. 增进亲子之间的交流

在给孩子按摩的时候，父母可以表情愉悦地和孩子进行对话。父母愉悦的表情、温柔的动作，都会给孩子传递良好的信息，抚触不仅可以使孩子的情绪趋于平静，还可以在小儿三岁之前的性格形成期，使他形成宽厚的、乐观的、积极的高情商性格。

第二节
婴儿动作训练的特点

所谓动作训练，即根据婴儿生理、心理、体格、情绪、智力、体魄发展关键期的要求，为满足其生理本能与功能协调发展的需求而采取的系列动作训练方法，是婴儿生理、心理、体格、情绪、智力、体魄发展内容的整合。

一、婴儿动作训练分类

（一）婴儿大动作训练

婴儿大动作的基本训练内容包括抬头、翻身、爬、坐、走、跑、跳、攀登、平衡、投掷等。

1. 婴儿大动作训练的具体意义

（1）在动作能力发展最迅速的婴儿期，对婴儿进行动作训练是保证婴儿健康成长、全面发展的重要措施。

（2）大动作训练不仅能有效地帮助婴幼儿舒经活络，促进婴儿肌肉动作的流畅性，身体的敏感性、柔软性、灵活性，训练身体的活动平衡协调能力，还有利于培养婴儿的毅力、胆量、自信心、自控能力和良好个性。

（3）大动作训练能促进婴儿身体生长、智力发展，是婴儿大脑成熟的催化剂。通过运动，使人脑各有关部位的神经联系更加丰富、更加精确。在加强婴儿体质和体能的同时，促进婴

儿智力的发展。

(4)大动作训练能够增进婴儿与人交往的机会,促进其更快地从自然属性向社会属性发展,是对婴儿进行社会行为培养(人格成长)的重要措施。

2. 婴儿大动作的发展顺序

(1)学会爬行:婴儿爬行能力的发展一般要经过三个阶段。

抵足爬行:用手抵住婴儿的两只脚,使腿呈蛙腿形,使之趁势以腹部为支点向前爬行。

手膝爬行:8~12个月的婴儿能够用手和膝盖支撑身体爬行。

手足爬行:1岁左右的婴儿能够用两手和两脚支撑身体,向前爬行。

(2)学会直立行走:学会直立和开步,是儿童身心发展的一次大飞跃。婴儿独立移动自己的身体,可以打开眼界,促进智力发展。会站不一定会走,学会站立是开步走的先决条件。婴儿用双脚支撑起自己的身体重量时需要肌肉力量,使踝部、膝部、腰部、颈部克服地心引力;保持身体平衡,又需要前庭平衡系统的充分配合。婴儿经过俯卧、翻身、爬行等阶段的训练,对重力的作用、方位的改变以及关节的活动都有了体验,为站立和行走打下了基础。在一般情况下,5~6个月时,婴儿可以在成人腿上跳跃;7~8个月时,婴儿可以用手扶物站立几秒钟;8~10个月时,婴儿可以由成人拉着双手迈步;11~12个月时,婴儿可扶着家具移步。

(3)学会协调动作(开发左右脑):科学研究发现,左脑接受右侧身体传来的感觉并支配右侧身体,而右脑恰好相反。开发左右手,有利于开发左右脑的功能。4~5个月时,婴儿可以双手抱瓶喝水,这时可以练习双手对捏,鼓掌欢迎,双手搬、提、推东西等动作,为使婴儿成为思维敏捷、善于操作、想象丰富、勇于创造的左右脑均衡发展的优秀人才打基础。

(二)婴儿精细动作训练

精细动作训练主要包括抓握、捏取、压搓、折叠、捆绑、对击、点指等方面的操作能力。

1. 精细训练的意义

婴儿精细动作的发展主要表现在手指、手掌、手腕等部位的活动能力。正如我们常说的"心灵手巧",良好的操作能力能够体现人的基本素质,是学习特殊技能的必要条件。

2. 婴儿精细动作的发展顺序

精细动作的发展顺序,从用满手抓握到用拇指与其他四指对握,再到食指与拇指对握,代表着婴儿大脑神经、骨骼肌肉、感觉统合的成熟程度。0~6个月婴儿应多做抓、握动作训练;6~12个月婴儿宜多做敲打动作训练。

二、婴儿动作训练方法

婴儿动作训练以体操动作为主,辅以简单轻巧的玩具和游戏活动。

婴儿身体的本能行为需要通过游戏加以训练,从而逐步发展。体操就是根据婴儿的生理特点和游戏规则而设计的。它可以促进婴儿的血液循环与呼吸功能,增强新陈代谢、锻炼骨骼肌肉和身体活动的协调性、灵活性,提高身体的自控能力。

(一)1～3个月婴儿训练

1.抬头训练

(1)俯卧抬头。使婴儿两臂屈肘于胸前并俯卧,成人在婴儿头侧引逗婴儿抬头。开始训练每次30 s,以后可根据婴儿训练情况,逐渐延长至3 min左右。

(2)坐位竖头。将婴儿抱坐在成人一只前臂上,婴儿的头背部贴在成人前胸,成人一只手抱住婴儿前胸,使婴儿面向前,能注视到周围更多新奇的东西。这样可以激发婴儿兴趣,使婴儿主动练习竖头。也可以让婴儿胸前部贴在成人的胸前和肩部,使婴儿的头部枕于肩部以上,用另一手托住婴儿的头、颈、背,以防止婴儿头后仰。

2.翻身训练

(1)转侧练习。在婴儿头部左右侧用婴儿感兴趣的发声玩具引逗孩子,使婴儿头部侧转注意玩具。每次训练2～3 min,每日数次。这不仅可以促进颈肌的灵活性和协调性,还为侧翻身做准备。

(2)侧翻练习。婴儿满月后,即可开始翻身动作练习。先用发声玩具吸引婴儿转头注视,然后训练者一手握住婴儿一只手,另一只手将婴儿同侧腿搭在另条腿上,辅助婴儿向对侧侧翻。左右轮流侧翻练习,以帮助婴儿感觉体位的变化,学习侧翻动作。每日2次,每次侧翻2～3次。

3.手部动作训练

(1)手部触觉练习。经常抚摸婴儿的双手,促进宝宝的握持反射。将橡皮或毛线团等不同质地的玩具给宝宝触摸,促进宝宝的感知和触觉的发育。可以在宝宝情绪偷快的时候,把带柄的玩具或成人的手指塞到婴儿的手掌中,使其触摸,训练其触摸的能力。

(2)手部感知练习。除了前面所述训练婴儿手部触觉的方法外,还可以用一些铃铛或红色手帕、鲜艳的手镯系在婴儿手腕部,来吸引婴儿对手部的感知,帮助他感知手的存在、体验手的动作。隔一段时间更换一种方法,看看婴儿是否会注意到这些变化。脱下手镯、红手帕让婴儿瞧瞧、摸摸,让他感觉一下这些东西与手部动作的关系。

(3)抓握练习。握着婴儿的手,帮助其触碰、抓握面前悬吊的玩具,吸引他抓握,可促进其眼、手协调和视觉的形成。

(二)4～6个月婴儿动作训练

1.俯卧支撑练习

使婴儿俯卧,两臂屈肘于胸前,用一些玩具等方法鼓励、诱导孩子头胸抬高,直至能用手支撑身体抬起头、胸。左右手轮流支撑训练,每日数次,每次数分钟。

2. 翻身练习

训练婴儿从仰卧位翻至俯卧位。婴儿仰卧位,成人左手将婴儿右手向头部方向轻轻拉直,右手轻握婴儿右膝盖内侧并让左腿弯曲,利用右手腕力量使婴儿右腿贴于床垫或地板上,然后提起左腿部,让婴儿顺势右滚翻成俯卧位。用一样的方法辅助其又从左向右翻转至俯卧位。每日 2~3 次,左右各 1~2 次。像这样逐渐训练孩子,直至他能够独立翻身。

3. 坐姿练习

(1)拉坐练习。婴儿四个月时,可开始训练拉坐。婴儿呈仰卧位,成人双手的大拇指插入婴儿手中,并让其握住,然后其他手指抓住婴儿的手腕,使其双手伸直前举,手掌向内相对,两手距离与肩同宽,然后轻轻向前拉起婴儿的双手,使婴儿头、肩抬起。此时,婴儿会试图屈肘用力坐起,我们使其保持这个姿势 5~6 s,再轻轻让婴儿躺下,以此重复 2~3 次。

(2)靠坐练习。婴儿五个月时,可训练靠坐。将婴儿放在有扶手或有靠背的小椅子上或在婴儿身后放些枕头、靠垫让其练习靠坐,以后逐渐减少婴儿靠垫的东西,每日 1~2 次,每次 2~3 min。

4. 手部动作训练

(1)伸手够物。婴儿感觉距离、理解距离,手眼协调能力可通过伸手够物延伸婴儿的视觉活动范围而得以提高。

(2)训练抓握。训练婴儿抓握大小不一的玩具,促进手的灵活性和协调性。

(3)发展玩法。让婴儿玩不同玩法的玩具,使他从游戏中学到手的各种技能。如摇晃、捏、触碰、敲打、掀、推、扔、取等。

5. 蹬腿动作训练

婴儿 4 个月时,应有目的地训练婴儿腿的支撑能力。方法是:成人采取坐位,双手从婴儿腋下扶抱婴儿,使婴儿的腿支撑身体保持直立姿势,成人扶抱婴儿做蹬腿动作。成人可将婴儿抱起,再落下。当婴儿的脚踏在成人腿上时,再将婴儿抱举起,再落下,这样训练婴儿蹬跳。蹬腿练习可促进双下肢骨骼和肌肉的充分发育。蹬腿练习要注意举落时,动作要轻柔缓慢,力度不宜过大,时间每次 2~3 min,每天 2 次。

(三)7~9 个月婴儿动作训练

1. 独坐练习

婴儿的平衡能力可在其能稳定独坐时训练。让婴儿独坐在床上或地铺上,用玩具吸引婴儿转头转身寻找,也可准备一张孩子坐上去时双脚正好可以触及地板的小凳子,而且脚掌与小腿、小腿与大腿、大腿与躯干的角度均成直角。儿科护士用手扶住婴儿大腿,但不要扶他的背,以便让他自己寻找平衡点。待孩子坐直后,用玩具吸引孩子转头转身找玩具并试着松开一只手。左右交替训练,诱使婴儿左右侧转,在学习侧转中寻找平衡点,并且练习用脚来支撑身体。

2.爬行练习

爬行可提高婴儿的认知范围,使婴儿能够主动地移动身体去探索事物。爬行动作是依靠颈背部及四肢肌肉力量和协调动作完成的。7个月时,婴儿就已经具备翻身、坐等一系列能力,颈背部肌肉及四肢肌肉已较有力量,并具备了一定的协调性,这时就已经可以练习爬行了。

(1)爬行练习前的预备动作。

儿科护士用一手抱着婴儿的膝部,另一手抱在他的胸前,让婴儿双手放在桌上或地上来支撑身体。然后,将放在婴儿胸前的手逐渐松开,鼓励婴儿直立支撑自己。每日练习1～2次,视婴儿耐受情况确定练习时间。时间也不可过长,一般每次3～5 min。

(2)练习方法。

1)置婴儿于俯卧位,两腿伸直,手肘弯曲支撑上半身。用右手抓住婴儿双脚掌,使其膝盖尽量弯曲,往前画半个弧,脚跟碰到屁股。如此反复动作,坐屈伸动作3～5次。

2)最后一次伸腿动作完成后,用两手分别握住婴儿两大腿后侧,使双腿轮流弯向腋部,做屈伸动作3～5次。

3)在婴儿前方放一个玩具,引诱他爬过去取玩具。用手托住婴儿脚掌或扶住婴儿小腿,左右交替地弯曲其膝关节,使其向前爬行,重复2～3次,每天1～2次。

3.站立训练

训练婴儿站立,可将其双腿分开以降低重心,使之站得更稳。每次扶站的时间不宜过久。可扶着婴儿腋下,让他练习站立,或让其扶着小车、床、栏杆及椅背等练习站立。

4.手部动作训练

(1)学习拇指准确捏取。

学习拇指准确捏取,可加强婴儿手指动作的灵活性和视觉、触觉活动的协调。教的时候,训练者可先给予示范。如用拇指、食指捏取饼干放到口中,让婴儿模仿练习。但是,练习时应选择一些小的、可食用的物品,如米花、小饼干等让婴儿捏取。

(2)双手协调动作。

1)双手玩玩具:在婴儿准确抓握的基础上,可给婴儿同一只手上送两次玩具,或者训练他抓住一个玩具后再抓另一个玩具。

2)双手对击运动:当婴儿两手均有玩具时,可教婴儿将手上的玩具对击。还可以让婴儿两手持细柄玩具,如摇铃或汤匙,模仿敲鼓动作,双手轮流敲打面前的玩具。

3)教婴儿双手协调撕纸。

(3)训练婴儿遵指令有意识地拿起、放下玩具。

投掷游戏可增强婴儿上肢的运动能力与手的控制技巧,从而提高其视觉定位能力,激发婴儿积极愉快的情绪。

准备一个小盒或桶及一些彩色塑料小球,先给婴儿示范,将小球一个一个地扔进容器,然后让婴儿模仿。开始时,可将容器和球放在接近孩子身体的地方。随着婴儿能力的提高,可逐渐将容器前移。游戏不仅可增进亲子交往,还会激发婴儿积极愉快的情绪。

5. 肢体协调训练

(1)四肢协调爬行训练:让婴儿腹部离开床面,手膝着地,四肢协调爬行。如果腹部不能离开床面或手膝不能向前移动,可用手托住或用长围巾兜住婴儿的腹部,用玩具引导其进行爬行训练。

(2)爬行游戏。当婴儿会用手膝爬行后,就可以做爬直线、爬上下坡、爬台阶的练习。比如,可以放一枕头或靠垫等障碍物在婴儿前面,设计一些简单的情节,在前面放一些色彩鲜艳、能够发出声音的玩具,以此来增加婴儿练习爬行的兴趣,鼓励婴儿爬过障碍。

(四)10～12个月婴儿动作训练

1. 站立练习

站立训练时,要注意保护好婴儿,循序渐进,时间逐渐延长。

(1)两手扶站。当婴儿两手扶站较稳时,即可训练一手扶站。也可让婴儿一手扶站,另一手去取玩具。

(2)练习独站。用双手扶住婴儿的腋下,让婴儿背部和臀部靠墙,两足跟稍离墙,双下肢稍分开站稳,然后慢慢放手,鼓励婴儿独站。

2. 起立练习

训练婴儿从俯卧位双手撑起身体,再双腿跪起来,呈爬的姿势,抓住栏杆站起来。

(1)从站位到坐位。教婴儿从站位扶着栏杆慢慢坐下,而不是一下子摔坐下来。

(2)站稳练习。让婴儿先观察一下不倒翁玩具,推一下、站起来的样子,然后像不倒翁一样,推一推,就站起来。

让婴儿站好,用一只手在婴儿躯干一侧轻轻推一下,使他失去平衡,另一只手挡住婴儿另一侧身体,并帮助婴儿恢复到站位。成人应在轻快的游戏气氛中和婴儿进行练习,以训练婴儿的平衡感。

将婴儿扶站好,并把婴儿感兴趣的玩具置于婴儿身体一侧,鼓励他尽可能弯曲身体去捡玩具。左右侧交替练习,可增强婴儿腰部肌肉的力量和协调性。

3. 行走练习

刚开始练习走路时,一定要注意采取防护措施,防止婴儿摔倒,减少他的恐惧心理,使他乐意行走。在学走期间,尽量不要靠"学步车"一类的工具帮助,以免孩子形成不正确的走路姿势。可拉着婴儿的双手训练其迈步,或让婴儿扶着栏杆或床边迈步走,还可以用较长的围巾从婴儿前胸、腋下围过,成人在孩子后方拉着围巾让孩子练习走步。

孩子能够独立走数步后，可在孩子的前方放一个他喜欢的玩具，训练他迈步向前取。或者，让孩子靠墙站稳后，后退几步，手中拿玩具，用语言鼓励孩子朝自己方向走去。婴儿走近成人时，成人再后退几步，直到婴儿走不稳时把婴儿抱起来，夸奖他走得好并给他玩具。

4. 手部动作训练

（1）训练婴儿手的控制力。在婴儿能够有意识地将物品放下后，训练婴儿将手中的物品投入到一些小的容器中。比如，让婴儿将小木块放到小盒子中，将小粒的东西拾起来放进小瓶中。

（2）训练婴儿用手的能力。可通过成人示范，教婴儿学会手的多种用途。比如，把木块搭起来，将瓶盖打开、盖上，拉电灯开关线，用笔画线条，用手翻书，按按钮，扔皮球，拾东西等。模仿用手推玩具火车，拿小勺子在碗中搅拌，用勺吃饭，用手抠、挖东西等。

第三节
幼儿动作训练的特点

一、大动作的训练

（一）独立行走训练

12～14个月的孩子学会独立行走都是正常的。独走使幼儿活动范围扩大，对外界接触的内容更加丰富及精彩。

1. 训练方法

宝宝还未能放手自己走时，可以让他推小车或在两个大人之间学走。幼儿靠墙站着，成人蹲在距离婴儿前面1～2 m处，鼓励婴儿独立走2～3步。

2. 注意事项

不要利用学步车学走路。

（二）跑步训练

跑步训练适合15～18个月的孩子，在已经掌握独立行走的基础上，使其运动功能和平衡能力得到训练，可训练其跑步，并能慢慢停下来。

1. 训练方法

（1）在孩子面前慢慢地退后跑和停，引导孩子跟着向前跑和停。

（2）用肥皂水吹泡泡，鼓励和引导孩子追着肥皂泡跑。

（3）可以用活动或玩具引导孩子追赶，也可以利用光线下的影子，叫孩子去追赶自己的影子。然后,能够自己减慢速度扶住物体停下来。最后,不扶物体便能慢慢停下来。

2.注意事项

儿童头重脚轻,跑步时头向前伸,身体的重心在前面,跑步时容易跌倒。轻轻地跌倒,孩子是不会害怕的。一旦摔跤摔痛了,就会害怕跑步。所以,应尽量做好保护,要移开室内容易引起碰伤的物件。

儿童跑步要停下来比较困难,先要训练扶物停下,然后学会减慢速度,慢慢地自己停下来。开始训练时,训练者可以扶住儿童的手给予帮助,逐步减少帮助,让孩子自己能够停下来。

(三)双足跳训练

双足跳训练适合 19~20 个月的孩子,通过双足跳的训练,可以锻炼孩子的平衡能力和控制方向的能力。

1.训练方法

(1)拉着儿童的双手与他对面站立,先示范双脚跳一次,然后与儿童一同跳。进一步让他自己单独双足跳,最后能够双足离地,跳起 10 cm 以上。

(2)经常扶小儿双手或一只手在蹦床上双足跳,可以提高小儿学跳的兴趣。

(3)儿童在第一级台阶由大人牵着双手跳下。

(4)在地上画两条线当作"小河",鼓励儿童跳过"河"或跳过地上的一个小方格。

2.注意事项

在宝宝开始学跳时,头部往往前倾,不易站稳。大人应在宝宝前方保护,避免摔倒。

(四)过独木桥

21~22 个月的孩子,已经具备了一定的平衡能力。这时,可以进行过独木桥练习,达到控制身体平衡和空间感觉的目的。

1.训练方法

(1)在地上画间距 10 cm 的两条线,与儿童一前一后,引导孩子在两线之间走,不能踩线。然后,鼓励孩子独自在线中间走。

(2)用 10 cm 宽的木板,两端垫上一块砖头,当作平衡木,让孩子在上面行走。开始时,扶着孩子的一只手,进行保护,逐步让他单独在平衡木上走。反复练习,直至行走自如。

(3)在离地 10 cm 高的平衡木上行走,鼓励孩子展开双臂保持身体平衡。

2.注意事项

训练时,应注意安全保护。

(五)跳跃过障碍

通过过独木桥的训练,23~24 个月的孩子已经具备了一定的控制身体平衡和空间感知的能力,可以进行跳跃过障碍的训练了。通过跳跃过障碍的练习,增强孩子的平衡感和空间距离感。

1. 训练方法

(1)训练者在地上放上6~8个纸剪成的脚印,左右两排,相距10~15 cm,让孩子踩着脚印走路。

(2)在地上平放6块砖或木块,每两块间距5~10 cm,让孩子练习在砖或木块上走,每步踏在一块砖上。家长要在旁边保护,以防孩子磕碰在砖头上。

(3)在地上画上边长为15~20 cm的多个方格,与孩子玩跳方格游戏。

(4)在地上放一张16开的纸,鼓励孩子用双足跳或单足跳的方式跳过去。

2. 注意事项

行走和跳跃要保持正确的姿势。

(六)跳远

25~27个月的孩子在跳跃过障碍练习的基础上,有了一定的平衡能力和空间距离感。在此基础上,可以进行跳远练习,以达到训练跳跃和弹跳能力以及平衡能力的目的。

1. 训练方法

(1)站立在孩子对面,拉着他的双手,鼓励孩子向前跳跃。

(2)在孩子面前的地上放一块20 cm宽的泡沫板,鼓励他跳过去。

2. 注意事项

训练时,要注意安全保护。训练要循序渐进,开始时可以用单足跨越跳,后面训练双足跳远。

(七)单足原地跳

单足原地跳练习适合31~33个月的孩子。通过单足原地跳的练习,训练孩子身体平衡能力和空间、时间的概念及协调能力。

1. 训练方法

(1)让儿童双手握住家长或训练者的手,模仿训练者做单脚原地跳跃的活动。

(2)训练者和儿童一起握住一个呼啦圈,随着音乐的节奏用单脚跳。

(3)训练者喊口令"一、二、三,跳",鼓励儿童用单脚原地跳4~5次。

2. 注意事项

开始训练时,儿童由于身体平衡能力还不好的缘故,在用单脚跳一次后,就会双脚落地,然后再单脚跳起。训练者可以轻轻扶住儿童的一只手,鼓励他连续地单足跳,反复地训练,最终就能达到目的。

(八)3 m 掷远训练

掷远训练适合 35～36 个月的孩子,通过 3 m 掷远练习,训练孩子的投掷动作和上肢动作的协调能力。

1.训练方法

(1)用布缝一个小袋,内装玉米粒或豆子。示范投掷小袋,要求屈肘、手过肩用力向前抛出,要求能够把小袋抛过 3 m 线。

(2)与儿童"比赛"谁投掷得远,儿童投掷得远时给予奖励。

(3)在 3 m 远处放一个大筐或纸箱,训练者示范把小布袋投进筐中,请儿童模仿投掷。

2.注意事项

布袋不宜过重,否则儿童投不远。投掷布袋的姿势要正确,要求屈肘过肩抛投,能够抛出 3 m。

二、精细动作的训练

(一)精细动作发育程序

精细动作发育是一个渐进的过程,掌握发育规律进行训练,有助于促进幼儿的生长发育和身心成长。幼儿的精细动作发育程序如下:

3～4 个月——握持反射消失,胸前看手。

4～6 个月——拇指对四指抓玩具,换手。

7～8 个月——挠侧抓物。

9～10 个月——拇食指钳夹小物体,扔玩具,撕纸。

12～15 个月——翻书,用勺,乱画。

18～24 个月——搭积木 2～3 块,画线,脱手套。

24～36 个月——用勺子进食,用杯子喝水。

36～48 个月——穿衣,扣纽扣,脱穿鞋。

(二)精细动作训练方法

1.12～14 个月幼儿训练

(1)插孔板练习。

1)目的:插孔板练习,可训练手的精细动作和观察、分析能力及眼手的协调能力。

2)方法:先示范,然后鼓励幼儿模仿插棍,插进一根后再给一根,要求能插进 5 根以上。

3)注意事项:①握圆棍的动作要正确,一般用前三指或拇指和食指握棍,不能全掌握棍。②插棍不要求区分圆棍的高低、颜色或孔的顺序,圆棍插进孔就行。

(2)翻书练习。

1)目的:通过翻页,训练食指拇指的捏取能力和眼手协调能力以及孩子的理解和观察能力。

2)训练方法:①与小儿一起看图书,边看边讲,可扶着宝宝的手翻书。②把图书给小儿拿着,使其分清书的正和倒,然后把书拿正,对着书一页一页地讲故事,讲完一页后,让宝宝自己动手去翻书页。

3)注意事项:不要求看懂书的内容,重点是学会看一页翻一页的动作。

2.5~8个月幼儿训练

(1)将圆形、方形、三角形的形状物体放到形状板中。

1)目的:训练儿童的空间感知能力和手的精细动作及眼手协调能力。

2)训练方法:①分别拿出圆形、方形、三角形等几何图形,逐一让孩子玩耍并熟悉各种图形。②当孩子在玩弄形状板时无意中将其放入相应的孔里,这时大人要称赞并一块一块地把形块递给孩子,让他逐一尝试着放入,必要时给予提示帮助。③把三种形状的形状板都放在桌子上,训练者指着形状板说:"把它们都放进去。"让孩子一块一块地把形状板放入孔内。孩子放进一块,即表扬一次。

(2)拣瓶盖和小扣。

1)目的:训练儿童手指的抓握能力和分辨不同事物的能力。

2)训练方法:①把5个瓶盖和5个扣子混合,放在一个盘子里,先示范将扣子拣到桌子上。然后,让孩子把扣子从盘子中拣出来。②在一个盒子里放5到10个瓶盖和扣子,要孩子把扣子全部拣出来放在桌子上。

3)注意事项:①拣的物品区别要明显,便于孩子分辨。②拣的数量可以由少到多,一般从3~4个开始训练,逐步增加到10个。③练习过程中,要当心物品不能让孩子放到口中。

3.9~23个月幼儿训练

(1)穿珠子。

1)目的:穿珠子,可训练手的活动能力及眼手协调能力,培养儿童的注意力和计数能力。

2)训练方法:和儿童各拿一根塑料丝,示范用塑料丝穿过大的套环,将套环挂在塑料丝上,让孩子模仿着做。将粗的塑料套管剪成一段一段的管子,穿过一个就数1,要求连续穿进3个。

3)注意事项:穿珠子的关键是要会把穿入的线头从珠子的另一端穿出来,这需要很好的眼手协调能力。

(2)瓶中装水。

1)目的:瓶中装水,可训练儿童的眼手协调能力和手的精细动作。

2)方法:用一个沙盘装满沙子,放2只小碗,把沙子从一只碗里倒到另一个碗中,然后让他将沙子倒进瓶里去。在水池或面盆中让孩子边玩水边学倒水,拿着瓶子将水倒进碗中,再让他用碗装满水,将水倒进瓶子里。

3)注意事项:幼儿在倒水技巧不太熟练时,可用沙子代替水,避免泼洒,但不能因为害怕弄湿衣服而不让孩子玩水。

4.24～30个月幼儿训练

(1)筷子夹枣。

1)目的:训练手的运动功能和眼手协调能力,学习使用筷子。

2)训练方法:把一双筷子给孩子,示范拿筷子的方法,开始时可以给予帮助。训练时,大人可以与孩子一起用筷子把桌子上的大枣夹住,放到小碗内,一边用筷子夹枣,一边数数。

3)注意事项:一开始就要训练孩子正确拿筷子的姿势,不能一把抓或用握勺的方法拿筷子。

(2)对折纸。

1)目的:训练幼儿手的抓握能力和眼手协调能力。

2)训练方法:在孩子面前放一张边长为15 cm的正方形纸或手帕,先示范把纸对折,然后让孩子自己折纸。可训练孩子朝不同的方向折纸或2次、3次对折。

3)注意事项:纸的大小、质地要适当,开始训练可先示范和帮助。

5.30～36个月幼儿训练

用剪刀剪纸。

(1)目的:用剪刀剪纸,可训练双手协调及眼手协调能力。

(2)训练方法:先帮助孩子拿稳儿童安全剪刀,使其先学会打开与关合剪刀的动作,然后帮助他剪纸,能够用剪刀把纸剪开。逐渐让孩子学会自己剪纸。

(3)注意事项:一是持剪刀的方法要正确;二是能用小剪刀把纸剪开即可,剪纸的形状不论。

♥ 问题与思考

1.婴幼儿的经络有何特点?

2.为什么要对婴幼儿进行动作训练?

3.幼儿的大动作训练有哪些?

4.如何对婴幼儿进行精细动作训练?

第五章
婴幼儿喂养

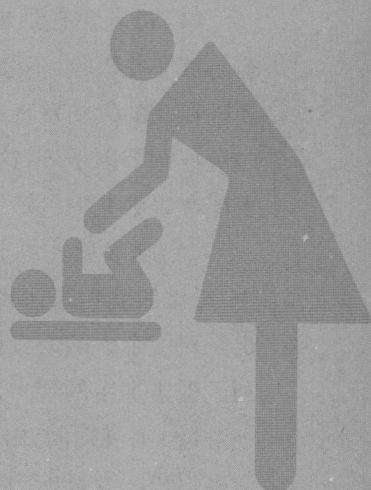

第一节
母乳喂养

一、母乳喂养的优点

（1）母乳含有婴儿所需的全部营养要素，且各种营养配比得当。母乳中的蛋白质和脂肪容易被婴儿吸收，不会增加消化及排泄的负担；母乳中还有足够的氨基酸与乳糖等物质，能促进婴儿的大脑发育；母乳中含有多种抗感染的因子，如免疫球蛋白、补体、溶菌素及抗发炎与免疫调节因子等，这些抗感染因子不但能提高婴儿的免疫能力，还能保护婴儿免于感染，更能改善婴儿的过敏体质。

（2）哺喂母乳对于婴儿的人格发展与亲子关系的培养有很密切的关系。在哺乳的过程中，母婴肌肤相亲，眼眼相对，满足了婴儿对关注、安全及爱的需求。同时母乳喂养过程本身也是对宝宝大脑的良性刺激，是开发宝宝感知，激发其感情和高级中枢神经的综合活动，有利于促进宝宝的智力发育。

（3）哺乳期间，由于母亲月经暂停，因此排卵也暂停，可以达到自然避孕的效果。这有助于推迟再一次妊娠的时间。哺乳还可以促进子宫的收缩，减少阴道出血，并且可以帮助子宫收缩到孕前的大小，母乳喂养更可以减少母亲患卵巢癌、乳腺癌的概率，保护母亲健康，另外，母乳喂养还可有效地消耗怀孕时累积的脂肪，促进身材的恢复，并避免产后肥胖。哺乳期佩带合适的纯棉胸罩可使乳房丰满，避免乳房下垂。

二、母乳喂养的原则

1. 早接触早哺乳原则

在宝宝出生后的半个小时以内（生后 15 分钟～2 小时），将婴儿裸体置于母亲胸前进行皮肤接触（不少于 30 分钟），并吸吮母亲双侧乳房，这时的乳汁叫初乳，它营养丰富，能增强婴儿的免疫力，初乳是产妇分娩后一周内分泌的乳汁，颜色淡黄色，黏稠。初乳不仅能保证婴儿的健康成长，还能帮助婴儿排出体内的胎粪，清洁肠道。

2. 按需喂养原则

母乳喂养时，尤其是前 1 个月，按需哺乳非常重要，宝宝想吃时就喂乳，这样可以诱导催产素分泌条件反射，以促进乳汁分泌。宝宝一生中有两个生长高峰期，第一个生长高峰期就在 1 岁以内，特别是 6 个月以内，月龄越小，增长越快，这从宝宝体重、身高增长曲线上就能充分体现出来。母乳中含有 4 个月内婴儿生长发育所需要的所有营养物质，所以宝宝 4 个月前建议用纯母乳喂养,不必添加任何食物、水及其他饮料。宝宝满 4~6 个月后,不论母乳量分泌多少,单纯母乳已经不能完全满足宝宝的发展需要,必须按照婴儿辅食添加原则,开始及时为宝宝添加辅助食品。

3. 保证乳母自身营养与健康原则

哺乳期的妈妈应该坚持补钙和维生素 A、维生素 D,为宝宝提供优质"奶源"。如果妈妈缺钙,为保证乳汁中钙含量的恒定,就要动用妈妈本身的骨钙,会造成妈妈骨软化、骨质疏松、腰腿疼痛等。母乳的成分会随产后时期的不同有所改变,有些外在的因素还会暂时影响乳汁的分泌量,在正确哺喂的同时,注意劳逸结合、心情舒畅,不要过早节食,这样才能保证乳汁的正常分泌以及营养和免疫成分不下降。

4. 适时断奶原则

一般生后 4~6 个月时开始添加转换期食物,为完全断奶做好准备。健康婴儿于 10~12 个月完全断奶。断奶要选好季节。断奶的季节最好是春、秋季节,气温适中,要避免夏季断奶,因为夏季天气炎热,人体易出汗,同时损失一定盐分,会导致婴儿食欲减退,影响食物消化;另外由于神经系统支配的消化腺分泌功能减退,消化液的分泌量也会因此而减少,最终导致食欲下降、饮食量减少,从而也影响营养素的吸收,使婴儿身体抵抗力减弱。高温还增加胃肠道传染病的发生机会,因而影响婴儿健康。要注意断奶进程的掌控。完全断奶时间最晚不超过 2 岁。

三、母乳喂养的步骤与方法

(1)喂宝宝前,妈妈要先洗干净手,用温开水冲洗乳头。妈妈找好让自己舒服的位置和姿势,当要抱起宝宝时,要先把一只手轻轻放在他的头颈下方,另一只手放在臀下,确保他的头不耷拉下来,慢慢地、轻轻地抬高他,让他靠近你身体,同时抱头的手的手臂轻轻地滑向他的头下方,这样可使他的头靠在你的肘部,使其感觉安全,然后腾出另一只手,轻轻地从乳房根部按揉到乳头,再用手呈 C 形托住乳房将乳头送到宝宝的唇部,让宝宝把乳头和乳晕全部含入口中,他的鼻子应该可以轻轻碰到你的乳房,但是不影响呼吸(见图 5-1)。

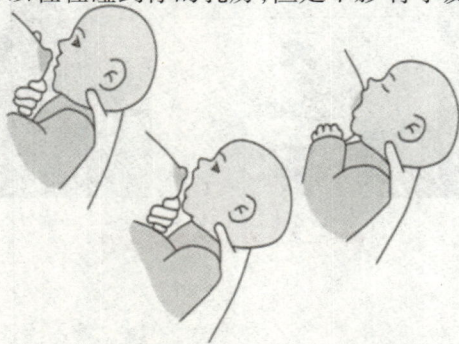

图 5-1　婴儿含接乳头

（2）每侧乳房以喂满 10～15 min 为宜，喂完一边再换一边，如果这次宝宝只吃了一侧或者另外一侧没有吃完就饱了，那么要把乳房里的奶挤尽，防止发生乳腺炎。下次喂奶时先把最后喂他的那侧乳房递给宝宝。如果宝宝吃饱后并不吐出乳头，可以用手指轻按宝宝的嘴角，然后斜着轻拉出乳头就可以了。两侧乳房最好都吸空，这样有利于下一次分泌更多乳汁。

（3）哺乳完后，帮助宝宝打嗝。将宝宝竖着抱起，让他的头斜靠在你的肩上，轻轻地拍他的后背，让他打出嗝来。有的时候宝宝会趴在你肩上睡着了而没有打嗝，也没有关系。喂完宝宝后，妈妈不要马上穿上衣服，而要让自己的乳头自然晾干，或者挤几滴乳汁涂抹乳头，这样可以很好地滋养乳头，防止破裂。

常见的哺乳姿势（见图 5-2）：

1）侧卧哺乳：妈妈侧卧床上，腋下和后背可靠上靠垫，感觉舒服即可，婴儿头与妈妈乳房同高，贴近妈妈的身体，吸吮妈妈下侧乳房。

2）仰卧哺乳：妈妈平躺床上，将婴儿抱在妈妈的身上，让婴儿趴在妈妈身上稳定住，吸吮妈妈乳房。

3）坐位哺乳：妈妈用手肘或枕头支撑婴儿的身体，妈妈座椅不宜太软，椅子背不宜后倾，否则会使婴儿吸乳不宜定位。为了让妈妈舒服些，还可以在妈妈的脚下添加脚凳。

4）橄榄式哺乳：妈妈托住婴儿头部，婴儿身体在妈妈背后，采取这个姿势时，要把婴儿身体垫高，略低于妈妈乳房，使婴儿便于吸乳，妈妈也不会很累。这种方法较适用于剖宫产及双胞胎妈妈，既可以避免产妇伤口受压疼痛，也可以使双胞胎婴儿同时受乳。

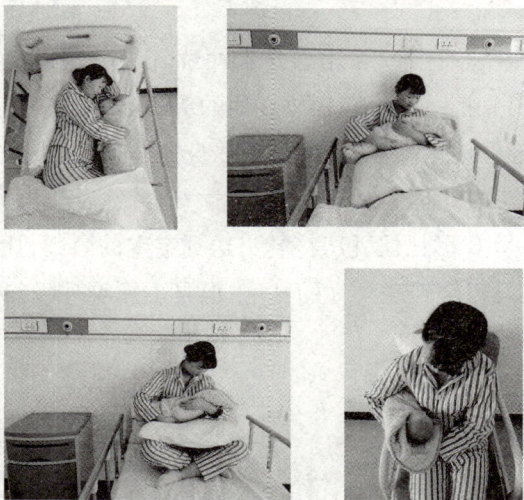

图 5-2　常见的哺乳姿势

四、不同类型乳头的哺喂技巧

1. 扁平乳头

（1）自测：扁平乳头是指乳头不够突出，高度约在 0.5 cm 以下。

（2）技巧：多吸吮，对宝宝而言，在开始吸吮扁平乳头时比较不容易吸到口腔深处，不过只要多让宝宝吸吮，转变成正常乳头的可能性很高。

2. 小乳头

（1）自测：小乳头是指乳头直径与高度都在 0.5 cm 以下。

（2）技巧：含乳晕与多吸吮，和扁平乳头一样，宝宝比较不容易含住吸吮，只要让宝宝连乳晕一起含住，还是可以吸得到奶水，而且只要持续哺喂母乳，乳头形状将会变得更加容易吸吮。

3. 大乳头

（1）自测：巨大乳头是指乳头直径在 2.5 cm 以上。

（2）技巧：多吸吮，宝宝刚开始吸奶时会感到困惑，不知道该如何吸吮，但是让宝宝多吸吮几次后，宝宝就会习惯妈妈的巨大乳头。

4. 凹陷乳头

（1）自测：凹陷乳头是指乳头凹陷在乳晕中。

（2）技巧：及早护理，这类型乳头要及早做好护理工作，用拇指和食指向外牵引乳头或用乳头吸引器（见图 5 - 3）等方式都可以使乳头突出。这类凹陷乳头，还可以通过霍夫曼运动来改善乳头凹陷情况。一般经过一段时间的运动，妈妈的乳头只要接收到宝宝吸吮的刺激，就会自动突出，不再需要刻意拉引。

霍夫曼运动：一种乳房护理运动。将食指轻压乳晕两侧，然后将乳头牵引出。反复操作 5 min，每日可多次进行。尤其是凹陷乳头的妈妈，在怀孕第 6 ~ 7 个月以后即可开始进行此项运动，进行乳房护理。

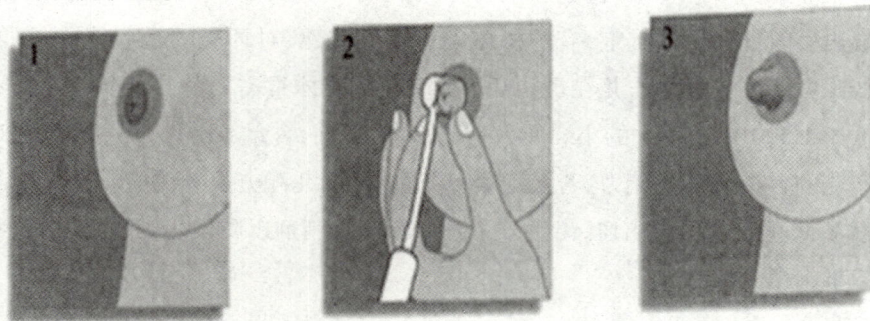

图 5 - 3　使用乳头吸引器

五、母乳喂养中的常见问题

1. 婴儿打嗝和溢奶

初生宝宝由于下食道、胃底肌尚未发育成熟，胃容量较小，呈水平位，所以开始吃奶时会出现溢奶现象。而喂养不当的话，也会导致宝宝溢奶，此时溢奶不能掉以轻心。每次喂奶结束后，妈妈应该抱起宝宝，让宝宝的身体竖直，头靠在自己肩上，轻轻拍打宝宝的背部约 5 min，让婴儿打出几个嗝，把吃奶时吞入胃里的空气排出。假如婴儿溢奶不严重，体重在增加，又未发现其他不良现象，就不必紧张，随着月龄的增长，宝宝的胃肠道发育成熟，在出生3~4个月后，宝宝的溢奶会自行停止。三种拍嗝方式见图5-4。

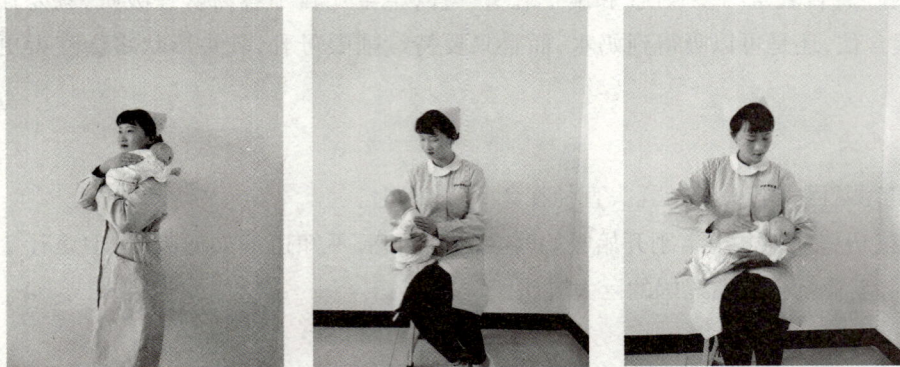

图5-4 三种拍嗝方式

2. 婴儿喝奶睡着了怎么办

0~3个月的宝宝因为吃奶时很用力，容易疲劳，常会在哺乳时就睡着了。此时应该轻轻把宝宝弄醒，继续哺乳，不要让宝宝含着乳头睡觉。同时，母亲也不能在哺乳时睡觉，以免发生乳房堵住宝宝的口、鼻，导致宝宝呼吸困难或缺氧而窒息。月龄稍大的宝宝，也不要让其喝奶睡着，因为残留在口腔里的奶会腐蚀宝宝刚长出来的乳牙。

3. 早产婴儿的喂乳

早产或出生时低体重的宝宝，有的机体发育还不成熟，对环境的适应能力较弱，在喂养上需采用特殊方法。一般早产儿在最初几天，每日 1 kg 体重需要的热能约为210~250 kJ，一般体重低于1 500~2 000 g 的小婴儿，每日分8次喂哺，食量小的宝宝分12次喂哺。母乳最适合早产儿的胃口和消化能力，若人工喂养，应以早产儿配方奶粉为宜。早产儿早期还应补充维生素E防止出现颅内出血，出生三个月后补充铁制剂以防发生缺铁性贫血，家长要在医生的指导下给婴儿服用。

4. 患奶癣婴儿的喂乳

一岁以上的婴儿常患奶癣，医学上称之为湿疹，常常出现在脸部，尤以双颊或额部多见，也可发于颈、肩胛、躯干及四肢。皮肤表面为红斑、丘疹、丘疱疹，可融合成片。患儿自觉剧痒，常搔抓，烦躁哭闹。患儿饮食要定时定量，最好吃母乳，如喝牛奶要多喝水，少加糖，煮沸时间可稍长些。乳母及患儿忌食鱼腥、海味、辛辣、鸡、鹅、牛、羊等食物。另外，要给宝宝勤剪指甲，防止因为瘙痒而抓伤皮肤。

第二节
催乳与护理

一、催乳概述

母乳虽好，但很多妈妈都会遇到母乳不足的问题。影响母乳质和量的因素，早在唐代大医学家孙思邈所著的《备急千金要方》中就指出："凡乳母者，其血气为乳汁也。五情善恶，悉血气所生。其乳儿者，皆须性情和善。"通俗地说，乳母的乳汁是由其血气转化而成的。五情善恶，都与血气化生有关。乳母如果阴阳偏胜，气血运行不正常，分泌的乳汁就会受到影响，甚至会直接影响到新生儿的健康成长。

影响母乳质和量的因素有如下几点：

1. 母亲营养不足

母亲1天所进的食物，有50%~60%都转变为乳汁。如果母亲营养不足，尤其是缺乏蛋白质，会使乳汁量减少，营养成分降低。

2. 母亲情绪不佳

母亲愤怒、焦虑、紧张、疲劳时内分泌系统会受到影响，分泌的乳汁质量也会产生变化，乳儿吃了这种状况下的母乳会消化不良，可能有害婴儿健康。

3. 与哺乳方法有关

一般让婴儿在一侧乳房吸吮5~10 min，一侧乳房吸空后再喂另一侧。吃不完的乳汁也要排空。经常不排空乳房中的乳汁，会使乳汁日趋减少。

4. 其他影响因素

母亲在产后4个月内，不宜服用避孕药片，因为服用避孕药会影响乳汁质量。母亲抽烟、饮酒对哺乳也不利，因为尼古丁和酒精也可进入到乳汁中，从而影响乳汁质量。母亲长期接触有害物质，如工作环境中铅、汞污染等也是使母乳出现污染的原因之一。

当由于上述各种原因，导致出现母乳量不足，质量也受到不良影响的时候，就提出来产妇的催乳问题。换句话说，催乳就是当母乳的数量、质量达不到正常要求的情况下，利用其他科学有效的方法刺激母乳分泌的措施。目前催乳的主要方法有按摩催乳和喝催乳汤。

正常新生儿日哺乳量见表 5-1，因人而异，略有出入，儿科护士可酌情增减。

表 5-1　新生儿日哺乳量表

出生天数	1	2	3	4	5	6	7	14	30
全日哺乳量/mL	140	210	280	310	350	390	470	500	560

二、催乳的最佳时机

催乳应本着早接触、早开奶、多吸吮的原则。催乳最佳时间是产妇产后 30 min 以内。在此段时间，母亲和婴儿进行裸体接触并吸吮乳头，婴儿强烈的吸吮刺激，会提高促乳素的分泌，从而促进乳汁分泌。

在接下来的 24 h 内，最好利用作息的时间做一下催乳按摩，以利帮助开奶。以后每天都要在固定的时间按摩一次，这样催乳效果最佳。

如果利用催乳汤进行催乳的话，最佳的服用时间是产后第 3 天。如果过早饮用催乳汤，会出现乳量过多，而婴儿的食量还小，这会造成浪费。另外，也可能因过多分泌不能及时排出，造成乳管堵塞，这会导致产生乳房胀痛。

如果过晚饮催乳汤，则可能出现乳汁分泌过慢的情况，使乳量供给不足。这会引起产妇担心缺奶而心情紧张，导致乳量进一步减少，形成恶性循环。

三、催乳的产前准备

1. 心理指导

让准妈妈了解母乳喂养对母婴的好处，增强母乳喂养的信心；在分娩前后保持轻松愉快的心情，保证充足的睡眠。

2. 营养指导

合理膳食能保证怀孕妇女特殊需要，维持母体正常代谢，促进胎儿和乳房的发育，为分娩和哺乳做好准备。孕早期以少吃多餐、易消化、清淡为主，避免食用过分油腻和刺激性强的食品。饮食中需保证优质蛋白质、足量无机盐与维生素的供给。孕中期和孕末期应多注意营养多样，以满足各种营养素的平衡供给。

3. 乳头和乳房准备

纠正平坦和内陷乳头，可参照本章第一节中讲述的不同类型乳头哺喂技巧进行调整。从妊娠 7 个月起穿戴孕妇专用乳罩，通过乳罩对乳头周围组织的恒定、柔和压力使内陷乳头外翻，乳头经中央小孔持续突起；同时在妊娠 7 个月后进行乳房按摩，以增加乳房血液循环，促进乳腺发育。每日用温开水毛巾擦洗乳头使乳头对刺激的耐受性增强。但应避免使用刺激性物质（如酒精等），以防止乳头皲裂。

四、催乳的常用方法

(一)按摩催乳

按摩催乳的原则是理气活血,舒筋通络。产妇最好在生产后 72 h 内做催乳按摩,这不但能促进产妇加速泌乳,而且能有效疏通乳腺管,预防乳腺炎等乳房疾病。催乳按摩多采用点、按、揉、拿等基本手法,在实际应用时需多种手法相互配合。

催乳的按摩方法:用干净的毛巾蘸些温开水,由乳头中心向乳晕方向呈环形擦拭,两侧轮流热敷,每侧各 15 min,并配合下列按摩手法(见图 5-5、图 5-6)。

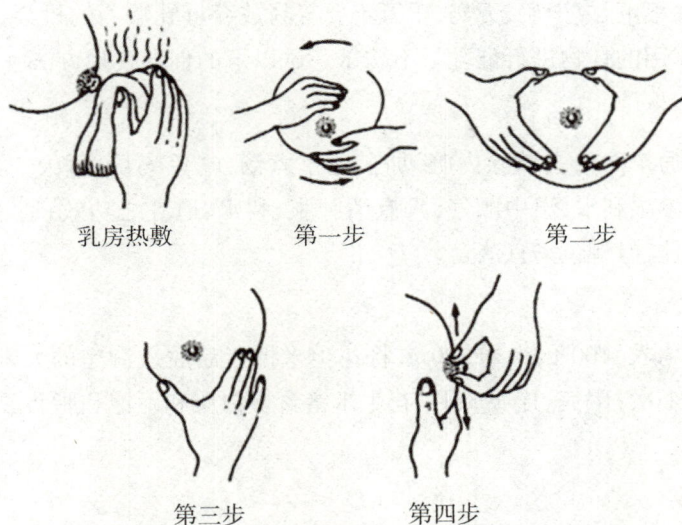

乳房热敷　　　第一步　　　第二步

第三步　　　第四步

图 5-5

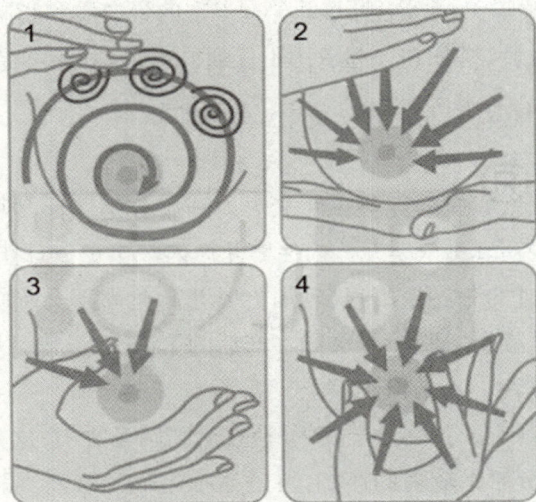

图 5-6

1. 环形按摩

双手置于乳房上、下方，以环形方向按摩乳房。

2. 螺旋式按摩

手食指和中指以螺旋形由乳根向乳头方向按摩。

3. 指压式按摩

张开手从乳房两侧向乳头挤压。

(二)常用催乳汤及注意事项

产后如果奶水不下，或少奶、无奶，千万不要轻易放弃母乳喂养的机会，可以利用一些具有促进奶水分泌作用的食物进行催乳。不妨试一试以下的催乳食疗方法。

1. 通草鲫鱼汤

鲜鲫鱼50 g，通草6 g，去鳞除内脏，加上通草煮汤，吃鱼喝汤，每天2次，连喝3~5 d。鲫鱼能和中补虚，渗湿利水，温中顺气，具有消肿胀、利水、通乳之功效；通草可通气下乳，与鲫鱼相配，效果更佳，但鲫鱼汤宜淡食。

2. 花生粥

生花生米(带粉衣)100 g，大米200 g，将花生米捣烂后放入淘净的大米里煮粥。粥分2次(早午或早晚各1次)喝完，连服3 d。花生米富含蛋白质和不饱和脂肪酸，有醒脾开胃、理气通乳的功能。

3. 通草猪蹄汤

将猪蹄与通草一同放在砂锅里，加1.5 kg清水煮成汤。先用急火，水开后改成慢火，煮1~2 h，每天喝2次，连续喝3~5 d。猪蹄里含有丰富的蛋白质和脂肪，具有较强的补血活血作用，通草可以利水通乳汁，搭配在一起食用不仅通乳效果好，还可促进产妇尽快康复。

4. 喝催乳汤要注意的两个问题

(1)掌握乳腺的分泌规律。

一般孩子生下来以后，妈妈的乳腺在两三天内开始分泌乳汁，但这时的母乳比较黏稠，略带黄色，这就是初乳。初乳进入婴儿体内使婴儿体内产生免疫球蛋白A，从而保护婴儿免受细菌的侵害。开始初乳的分泌量不很多，加之婴儿此时尚不会吮吸，所以看似好像无乳，若让婴儿反复吮吸，初乳就会"通"了。大约在产后的第四天，乳腺开始分泌真正的乳汁。

(2)注意产妇身体状况。

民间常在分娩后的第三天开始给产妇喝鲤鱼汤、猪蹄汤之类，这是有一定道理的。若是身体健壮、营养好，初乳分泌量较多的产妇，可适当推迟喝汤时间，喝的量也可相对减少，以免乳房过度充盈而不适。如产妇各方面情况都比较差，就吃早些，量也多些，但也要根据"耐受力"而定，以免增加胃肠的负担而出现消化不良。

此外,如是顺产的产妇,第一天比较疲劳,需要休息才能恢复体力,不要急于喝汤。而采用剖宫产的产妇,排气后才可以食用催乳汤。总之,医院的医护人员会正确地指导你喝"催乳汤"。

五、催乳的护理

催乳护理是以中医按摩穴位为基础,以中医调理为辅助,通过对各个部位乳腺组织和乳腺管的按摩,达到奶多奶畅,硬结消失,乳腺炎消失,同时按摩能够有效预防将来可能出现的各类乳腺疾病,包括乳腺增生加重,甚至是乳腺癌的发生。下面就按摩催乳的两个功能进行讲解。

1. 开奶

有的产妇产后3天双乳胀满,出现硬结、疼痛,甚至延至腋窝部的副乳腺,有奶不出、乳腺炎等这些现象的发生大多数是因为乳腺管不通。

在下奶初期几天(产后24 h内按摩效果最佳),我们采用中医按摩手法使奶管通畅,预防产后乳房胀痛、有奶不出、乳房硬块、乳腺炎等情况的发生,使日后哺乳能顺利进行。

2. 乳腺疏通

(1)哺乳期乳腺疏通。

育龄妇女有80%左右乳腺管堵塞,乳腺堵塞会造成哺乳期乳房胀痛,减少乳汁分泌,甚至引发乳腺炎。哺乳期疏通乳腺可以有效地避免日后乳汁淤积,乳头损伤并预防乳腺炎。

(2)回乳期乳腺疏通。

回乳是指孩子断奶后,使母亲的乳房不再分泌乳汁。大部分母亲在回乳时乳房里会有硬块,甚至会发生乳腺炎。如果乳腺管不通就回奶,这样奶水会残留在乳腺管中,时间长了就会形成硬块,细菌感染后甚至会发炎,形成乳腺炎。

如果乳腺管通畅的话,回奶是没有痛苦的,所以说,乳腺通畅是回奶的前提。

第三节
人工喂养与混合喂养

人工喂养,是指由于各种原因造成母亲不能母乳喂养婴儿,这样就只能采用其他乳品和代乳品喂养婴儿。本节我们将从奶粉选择、奶瓶选择、奶嘴选择、喂奶工具消毒、冲调奶粉的步骤、人工喂养的步骤、人工喂养常见问题几个方面进行讲解。

一、人工喂养的条件

在以下情况下,需考虑人工喂养。

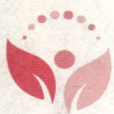

（1）母亲不分泌乳汁或分泌的乳汁量不够喂养婴儿。

（2）母亲生病。诸如感冒高烧，患急性乳腺炎，患各种传染病如HIV，患有心血管疾病且伴有严重功能障碍，母亲孕期或产后有严重并发症需进行抢救，母亲为精神病、先天代谢性疾病患者，母亲患病需用有害于婴儿的药物治疗，如抗癌药等，不宜母乳喂养。

二、人工喂养奶粉及奶具的选择

（一）奶粉选择

选用喂养奶粉是人工喂养的最佳选择。一般奶粉去除了牛奶中过多的蛋白质和矿物质，更适合婴儿吸收；添加了各种维生素、微量元素及DHA，弥补了牛奶、羊奶的不足，更适合6个月以内的婴儿。那么什么奶粉是质量好的奶粉呢？

我们可以从以下几个方面考察。

1. 试手感

手指捏住奶粉外包装来回摩擦，如果手感顺滑、细腻则为好奶粉。质量差的奶粉由于掺有白糖或葡萄糖等成分，手感粗糙，摇晃包装时会发出"沙沙"的声音。

2. 辨颜色

好奶粉呈乳黄色。质量较差的奶粉颜色或太深或太浅呈白色。

3. 闻气味

好奶粉闻起来有股淡淡的奶香味。

4. 尝味道

好奶粉口感细腻丝滑，易溶解，味微甜，奶香味重。质量差的奶粉口感粗糙，甜腻，在口中不易溶化。

5. 看水中溶解速度

将奶粉倒入45℃温水中，画圆摇晃20s左右才会溶解水中，质量差的奶粉会快速溶于水中。

另外，从奶粉配方成分来对比国产奶粉和进口奶粉，其中的营养成分基本一样，大致与母乳接近。一般来说，进口奶粉相对要贵一些，但并不说明它们的质量就一定优于同类的国产奶粉。进口奶粉多根据西方人的体质特点而设计，未必都适合中国婴儿的体质。所以家长在挑选奶粉时更重要的是为婴儿选择那些质量可靠的厂商生产的配方奶粉。

（二）喂养奶制品选择

在没有母乳的情况下，配方乳喂养是较好的选择，特别是母乳化的配方乳。

1. 配方奶喂养

目前市场上配方乳种类繁多，应选择品质有保证的配方乳。有些配方乳中强化了钙、铁、维生素 D,在调配配方乳时一定要仔细阅读说明书,按调配说明来调制,不能随意冲调。婴儿虽有一定的消化能力,但调配过浓会增加他消化的负担,冲调过稀则会影响婴儿的生长发育。配方乳应贮存在干燥、通风、避光处,温度不宜超过 15℃,否则会影响其质量。

2. 牛奶喂养

牛奶含有比母乳高 3 倍的蛋白质和钙,营养丰富,但不完全适宜婴儿的消化能力,尤其是新生儿。牛奶中所含的脂肪以饱和脂肪酸为主,又无溶脂酶,消化吸收困难。牛奶中矿物质成分较高,不仅使胃酸下降,而且加重肾脏负荷,不利于新生儿、早产儿、肾功能较差的婴儿。所以喂生奶需要经过稀释、煮沸、加糖 3 个步骤来调整其不足。出生后 1~2 周的新生儿可先喂 2:1 牛奶,即牛奶 2 份加 1 份水,以后逐渐增加浓度。到满月后,如果孩子消化能力好,大便正常,可直接喂养全奶。

3. 羊奶喂养

羊奶成分与牛奶相仿,蛋白质与脂肪稍多,尤以白蛋白为高,故易消化。由于其叶酸含量低,维生素 B_{12} 也少,所以羊奶喂养的孩子应添加叶酸和维生素 B_{12},否则可能引起营养性巨幼细胞性贫血。

(三)奶瓶选择

1. 给婴儿选奶瓶的三个要点

(1)观察奶瓶的透明度:无论是玻璃还是 PC 材质的奶瓶,优质奶瓶的透明度都很好,可以看清瓶内的奶或水,瓶上的刻度也十分清晰、准确。

(2)测试奶瓶的硬度:优质的奶瓶硬度高,手捏也不容易变形。质地过软的奶瓶,在高温消毒或加入开水时会发生变形,还可能会出现有毒物质渗出。

(3)闻奶瓶的气味:劣质的奶瓶,打开后闻起来会有一股难闻异味,而合格的优质奶瓶是没有任何异味的。

2. 适合婴儿的奶瓶

(1)以材质而论。

1)玻璃:玻璃奶瓶材质安全,耐高温,不容易被刮伤,容易清洗,使用寿命比较长。但是由于瓶身比较重,容易摔碎,所以更适合在宝宝需要妈妈拿着奶瓶喂奶的阶段使用。到了宝宝能够自己捧着喝的时候,就不适合了。

2)塑料:塑料奶瓶的材质较轻便,容易携带,也不容易摔碎。适合外出时使用,当宝宝自己能捧着奶瓶喝奶时,也推荐使用塑料奶瓶。缺点是容易留有奶垢、清洗起来不方便。

(2)奶瓶口径。

奶瓶的口径分为标准和宽口两种。宽口径设计的奶瓶调乳时奶粉不容易洒出来,清洗

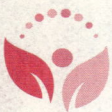

起来比较方便,使用更便利。

(3)奶瓶容量。

市面上比较常见的奶瓶容量是 125 mL、150 mL、200 mL 和 250 mL。不同的制造商规格会稍有差异,也有小于 100 mL 的小奶瓶或者大于 300 mL 的超大奶瓶。可以根据宝宝的食量和用途来挑选。容量小的奶瓶适合小月龄的宝宝,或是用来喝水或果汁,容量大的奶瓶适合大宝宝,也可以装辅食。通常情况下,120 mL、150 mL 和 250 mL 的奶瓶是使用率最高的。

(四)奶嘴选择

根据奶嘴的材质分类,通常有橡胶和硅胶两种奶嘴。橡胶是一种天然柔软的材料,能让宝宝感觉到奶的温度,就像母乳喂养时的感觉。缺点是使用一段时间后容易变形,需及时更换。而硅胶奶嘴不易变形、不易受潮、易于清洗,但是不易传热。

根据适合婴儿的月龄分类,奶嘴有十字孔、Y 字孔、圆孔三类。而圆孔还可以分成一个孔、两个孔、三个孔。圆孔奶嘴适合刚出生的婴儿,奶水会自动流出,流量较少。十字孔奶嘴适合三个月以上的婴儿,能够根据宝宝吸吮力量调节奶量,流量较大。Y 字孔也适合三个月以上的婴儿,奶量较稳定,且 Y 字孔与十字孔不容易断裂。

三、喂奶工具消毒

宝宝刚出生的几个月里,他的免疫系统尚未发育完全,容易被细菌感染。人工喂养时,奶瓶、奶嘴的消毒是非常重要的环节。可以采用消毒液消毒、微波炉消毒或者传统的煮沸消毒。

1. 消毒液消毒

要有较大的专用容器放置宝宝的喂奶用具,只需加入清水和婴儿用品专用消毒液。通常 30 min 消毒在 24 h 内持续有效。

2. 蒸汽消毒

用专门的蒸汽消毒器,操作简单,几分钟便可以为一组奶瓶消毒,消毒完毕会自动关闭。不过打开消毒器后应马上使用奶瓶,或者将奶瓶存放于冰箱内。如果消毒器打开时间过长,会使消毒无效。

3. 微波炉消毒

将喂奶用具放入专用的微波炉消毒盒,用微波炉消毒方便、清洁、快速。

4. 煮沸消毒

洗净奶瓶和奶嘴后,放在沸水里煮 25 min,注意要将它们都浸没在水中。这种方法对奶嘴有一定破坏作用,但是最常使用的方法。

奶瓶刷子需要大小两个,大的用来刷瓶身,小的用来刷奶瓶的“螺丝口”部位以及奶嘴。

四、人工喂养的操作方法

（1）喂养前，洗净双手；对人工喂养工具消毒；将沸水冷却到50℃左右倒入奶瓶，在奶瓶中加入准确分量的奶粉（用专用的量匙盛取奶粉，匙中的奶粉不要堆高，也不要压紧）；按说明配制奶粉，不要把浓度配得过稀或过浓。过稀和过浓的奶对婴儿都是不合适的。盖紧奶嘴后，螺旋式摇晃奶瓶，使奶粉完全融入水中。

在一个安静、舒适的地方坐下来。必要时用垫子或枕头垫好胳膊。把孩子放在膝上，使孩子的头部在你的肘窝里，用你的前臂支撑起孩子的后背。不要把孩子放成水平，应该让孩子呈半坐姿势，这样能保证孩子呼吸和吞咽安全、容易，也不会呛着孩子；将奶瓶的奶水向手腕内侧的皮肤上滴几滴，检查一下奶的温度。奶液不宜过热，也不宜过冷；抱着孩子坐好，刺激孩子引起吸吮反射后再喂孩子。轻轻地触碰孩子靠近你一侧的脸蛋，孩子会转过脸来，对准奶嘴，开始喂奶。

（2）喂养时一定要保证奶嘴里面充满奶液，方法是使奶瓶倾斜一定的角度。如果奶嘴中有空气，会呛着孩子。有时孩子吸吮一会儿后，奶瓶缺氧，奶嘴变瘪，孩子吸不到奶或吸吮很费力，为了保证奶液的流出和避免瓶内的真空，可以将瓶盖略微松开后，再喂孩子。如果喝奶时宝宝睡着了，可以轻轻地触碰宝宝耳朵叫醒孩子。让孩子以自己的速度吸食。有时孩子在吃奶的过程中可能停下来四处看看，玩一玩奶瓶等，这些都是孩子应该得到的快乐。

（3）吃过奶后，轻轻而果断地移去奶瓶，以防孩子吸入空气。如果孩子不放开奶瓶，这时可以轻轻地把你的小手指塞到孩子的嘴角，使孩子放开奶瓶。最后为防止溢奶，应给孩子拍嗝。

五、混合喂养

当母乳分泌不足或其他原因不能保证完全靠母乳喂养时，一般可优先选择混合喂养。混合喂养比单纯人工喂养更有利于婴儿的健康成长。混合喂养的方法有两种。

1. 补授法

采用母乳喂养的同时也使用代乳品来混合喂养婴儿。喂养可在每次母乳喂养后补充母乳的不足部分，适用于小于6个月大的婴儿。这种方法的优点是婴儿对妈妈乳房持续刺激，保持乳汁的持续分泌。

2. 代授法

采用在一天中1次或数次完全用代乳品喂养。但应注意的是母亲不要因母乳不足而放弃母乳喂养，至少要坚持母乳喂养婴儿6个月后再完全使用代乳品。这种方法会引起母乳渐渐减少，最后停止，适合在断奶时使用。

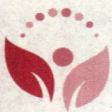

❤ 问题与思考

1. 母乳喂养的优点、原则、程序是什么？
2. 如何进行催乳按摩，有哪几种按摩手法？
3. 请简述人工喂养的步骤。
4. 什么是混合喂养？简述混合喂养的方法。

第六章
辅食添加与饮食自立

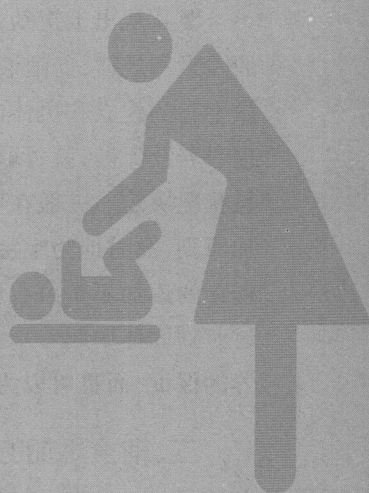

第一节
辅食添加概述

一、给婴儿添加辅食的时机

婴儿从出生至幼儿期经历从流食到固体食物喂养等阶段,这段自然发展时段有其内在的因素和规律,如唾液腺及胃肠道腺体的发育,长出乳牙,内脏各器官功能的成熟,肠道良性微生态的建立和机体内环境的稳定等。遵循其规律创造条件,结合宝宝的具体情况进行合理喂养及保健,就可取得事半功倍的实效。该什么时候开始添加辅食,应视宝宝的健康及生长状况决定。一般在婴儿出生满4~6个月后,不论母乳量分泌多少,都要按照婴儿辅食添加原则,及时地为宝宝添加辅助食品,如蛋黄、菜泥、淀粉类食物等,以预防贫血和其他问题。辅食的添加不是可有可无的,要把它与哺乳喂养同等对待。比如泥糊,它在人类饮食从液体过渡到固体中起着承上启下的作用。辅食种类及分量的不断增加,不仅是宝宝获取全面营养的保证,而且可以为宝宝以后断奶做好生理和心理准备。

二、辅食添加的原则

1.由少到多原则

每次给宝宝添加新的食品时,一天只能喂一次,一次一勺,观察宝宝的接受程度。如果没有呕吐、腹泻及食欲缺乏等不良反应,可逐渐增加至一小碗。

2.由稀到稠原则

宝宝在开始添加辅食时,都还没有长出牙齿,依序从流质(汤汁)→半流质(糊状)→半固体(泥状)→固体逐渐增加。

3.由细到粗原则

宝宝的食物颗粒要细小,口感要嫩滑,锻炼宝宝的吞咽功能,为以后过渡到固体食物打下基础。但加工时要精细。在宝宝快要长牙或正在长牙时,可把食物的颗粒逐渐做得粗大,这样有利于促进宝宝牙齿的生长,并锻炼他们的咀嚼能力。

4.由一种到多种原则

按照宝宝的营养需求和消化能力,逐渐增加食物的种类。开始只能给宝宝吃一种与月龄相宜的辅食,尝试3~4 d或一周后,如果宝宝的消化情况良好,排便正常,再尝试另一种,不要在短时间内一下添加好几种。如果宝宝连续两天拒绝同一种食物,不宜勉强进食,可等待几天,再尝试给宝宝喂食。喂食顺序建议可让宝宝先吃辅食,再喝奶,避免宝宝喝完奶就

不愿意尝试辅食。如果宝宝对某一种食物过敏,就可以在尝试的几天里观察出来。表6-1
为给宝宝添加辅食提供的参考。

表6-1　2~15个月幼儿辅食添加表

月龄	2个月	4~5个月	6个月	7~8个月	9~11个月	12~15个月
辅食添加品种	菜汁、果汁	菜汁、果汁、蛋黄、米粉	米粉、粥、蛋羹、菜泥、鱼泥、水果泥、豆浆	稠粥、烂面条、蛋羹、菜末、肝泥、肉末、豆腐、面包片、馒头片、水果片	软饭、碎菜、全蛋、小块肉类、豆制品、馒头、饺子、水果	同成人的食物
软硬度		稀糊状	稠糊状	羹状,少部分磨牙食物可稍硬一些	软饭状	比成人食物稍软
每天用量	每次1汤匙,每日2次	每次1汤匙,每日1次逐渐过渡每日2次,蛋黄从1/4逐渐过渡到1/2	粥:每次6、7汤匙,每日2次;蛋羹:半只	每次6、7汤匙,每日2次	同成人3次正餐	同成人3次正餐
宝宝进食方式	滴管或小勺	小勺喂食	小勺喂食	成人用小勺喂食或宝宝手抓	宝宝手抓或宝宝用勺吃	宝宝用勺自己吃

三、辅食添加的方法

(1)为宝宝选择喜爱的图案和鲜艳颜色的餐具,可以促进宝宝的食欲。示范如何咀嚼食物。同时,提前10 min告知宝宝要吃饭了,以免打断他正在玩的游戏,破坏进餐情绪。

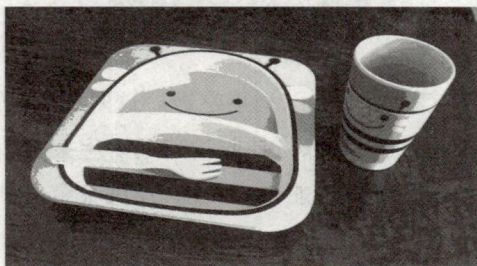

图6-1

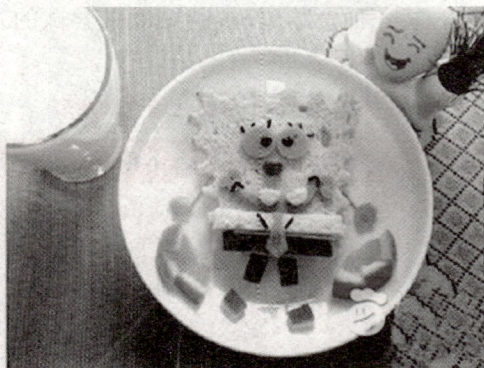

图 6-2

（2）为宝宝准备的辅食应该尽量颜色鲜艳，更新各种口味，样式可爱，比如孩子喜欢的卡通形象。喂食中，宝宝若将食物用舌头往外推，可以示范给宝宝看，如何咀嚼食物并吞下去。如果宝宝真的不喜欢某些食物，就试着找出营养成分相似的替换食物，多些耐心，顺其自然。对于宝宝来说，辅食是新鲜的东西，目前不接受的食物以后可能会接受，因此要有耐心，多尝试、等待。只要孩子健康、活力良好，且生长情形符合婴幼儿健康手册上的生长曲线图，即使有时吃得少点，也无须担心，顺其自然就行了。

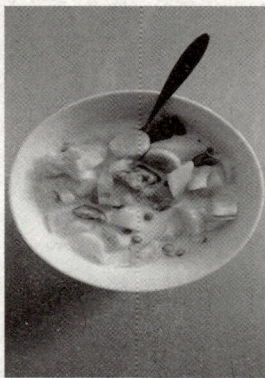

图 6-3

（3）出生 6 个月之后，宝宝渐渐想自己动手吃饭。这时候，要鼓励幼儿自行拿勺进食，提供他学习的机会，也可以在地下铺报纸以方便收拾残局。宝宝会喜欢抓东西吃，可制作易于用手拿的食物，既能满足宝宝的欲望，也能促进食欲，发展宝宝的独立性。

（4）利用同伴力量鼓励进食。三餐应与家人在餐桌上一起进餐，或让宝宝和邻居小朋友或玩伴一起用餐。改变进食的环境与气氛会提高食欲，或是模仿别的小朋友吃东西。利用同伴之间的力量，来鼓励孩子进食。

第二节
婴幼儿辅食制作

一、婴幼儿辅食制作

(一)4~6个月婴儿常备辅食制作

4~6个月这一时期,是宝宝从母乳喂养到成人饮食的过渡时期。在此特殊时期,宝宝一般吃些泥类(如水果泥、蔬菜泥)、奶类(如酸奶),食谱见表6-2。

表6-2 4~6个月婴儿一日营养食谱

时间	6:00	9:30	11:00	13:00	15:30	17:30	睡前
内容	奶	果蔬汁、蛋黄、水果泥	奶	米糊、苹果泥、果蔬汁、藕粉	奶	枣泥、果蔬汁	奶

制作方法举例:

1. 双料豆浆(适合4个月以上宝宝)

原料:黄豆、绿豆各50 g。

做法:将黄豆、绿豆洗净,加冷水浸泡2~3 h,把泡涨的黄豆、绿豆放入豆浆机磨成豆浆,煮熟即可。

营养功效:鲜豆浆中含有丰富的优质蛋白质及多种人体所需的微量元素,植物蛋白的含量比母乳、牛奶还要高。多喝豆浆有助于宝宝大脑皮质等神经组织的发育和肌肉组织的强健。其中的异黄酮还有防止乳腺癌、肠癌的功效。

2. 胡萝卜泥(适合5个月以上宝宝)

原料:胡萝卜75 g、苹果50 g

做法:胡萝卜洗净去皮,剁为泥;将苹果洗净,去皮、去核,切碎;将胡萝卜放入沸水中煮约1 min,碾细后改文火煮;将碎苹果倒入胡萝卜泥中,共煮至烂熟。

营养功效:健脾消食。

(二)7~8个月婴儿常备辅食制作

1. 青菜粥(适合6个月以上婴儿)

原料:大米2小勺,水120 mL,开水焯过的青菜心(菠菜、油菜、白菜等的菜叶)1小勺。

做法:把米洗干净加适量水泡1~2 h,然后用微火煮40~50 min,在停火之前加入开水焯过的青菜心,然后再煮10 min左右。

2. 牛奶粥(适合 6 个月以上宝宝)

原料:大米 2 小勺,水 100 mL,牛奶 1 大勺。

做法:把米洗干净用水泡 1~2 h,然后放火上煮,开锅后用小火煮 40~50 min。在停火前不久,将牛奶放入粥锅内,再煮片刻。

3. 南瓜拌饭(适合 6~9 个月以上宝宝)

原料:南瓜 1 片,米 50 g,白菜叶 1 片,食盐、食油和高汤各适量。

做法:南瓜去皮后,取一小片切成碎粒。大米洗净,加汤泡后,放在电饭煲内,待水沸后,加入南瓜粒、白菜叶煮至米、瓜糜烂,略加油、盐调味即成。

特点:熟烂略有咸味,很适合宝宝吃。

(三)9~12 个月婴儿常备辅食制作

9~12 个月宝宝因为消化功能增强,并且已经开始长牙。所以,日常饮食次数及内容有较大变化,食谱见表 6-3。

表 6-3 9 个月婴儿一日营养食谱

时间	8:00	10:00	12:00	15:00	18:00	21:00
食物	奶、面包两块	水、果汁、饼干两块或馒头片	软米饭或面条半小碗,鸡蛋一个,蔬菜	奶、水果	稀饭一小碗,鱼、肉末、蔬菜	奶

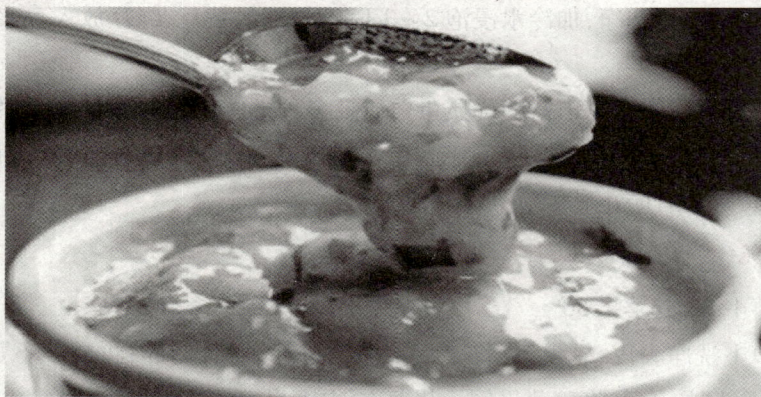

图 6-4

制作方法举例:

1. 杏仁番茄拌西兰花(9~11 个月宝宝的辅食)

原料:西兰花 3 朵,番茄半个,杏仁 25 g。

做法:杏仁微炒后,研磨成碎末。番茄去皮,捣碎。西兰花在蒸锅内蒸软,和番茄一起搅拌后,拌入磨好的杏仁末即可。

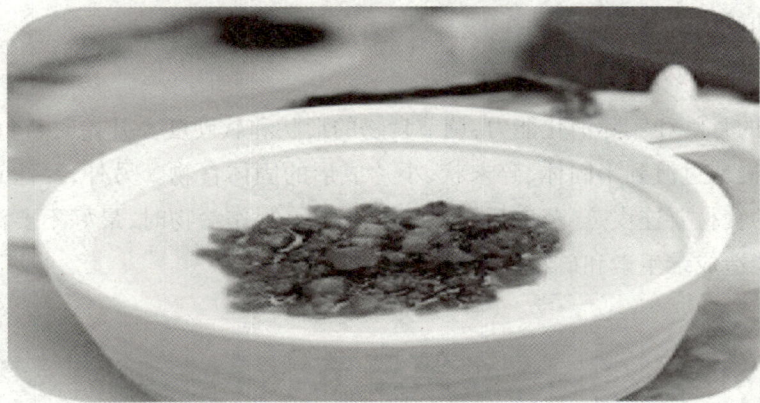

图6-5

2.虾肉肝菜什锦软面条(适合10个月以上宝宝)

原料:面条,熟鸡肝末,新鲜虾肉,菠菜末,鸡蛋,植物油,适量高汤。

做法:将虾肉挤干水分后切碎,加少量蛋清,芡粉混合后备用。起油锅,加入葱和姜片煎香后捞出,放入虾肉煸炒至熟,放入开水烫过的菠菜煸炒片刻。将煮熟的鸡肝用刀剁成碎末。将面条放入开水锅内,面条软熟后捞入另一小锅内,加入高汤及虾肉、菠菜、鸡肝末后旺火煮开,小火再炖片刻,把打好蛋液的四分之一甩入鸡汤内,煮熟后加适量食盐即成。

二、辅食制作的注意事项

给婴儿制作辅食时,要注意以下细节,以保障婴儿辅食的安全、健康和营养充足。

1.要选择新鲜的食材,营养配餐,忌过咸和放味精

给婴儿做辅食的食材一定要选择新鲜的,最好是当天买当天吃。存放过久的食物不但营养成分容易流失,还容易发生霉变或腐烂,危害宝宝健康。另外,要注意选择皮、壳比较容易处理的食物,尽量减少使宝宝摄入残留农药和其他致病原的机会。不同类型的食物所含的营养成分是不一样的。如果能注意到食物中的营养差别,给宝宝配餐时进行合理搭配,不仅能提高食物的整体营养价值,还能提高辅食添加的水平。特别要注意的是:辅食不可太咸,稍微有些咸味就可以;辅食不可以添加味精,因为婴儿食用味精会导致婴儿缺锌,出现厌食和营养不良等状况。

2.注意制作人、用具卫生及用具选择

制作前,制作人必须剪短指甲,用肥皂反复洗手1 min以上;患传染病或手部发炎时,不要为宝宝做食物。用来制作和盛放的各种工具要提前洗净并消毒,过滤用的纱布使用前要通过煮沸消毒。不管是水果还是蔬菜,都要反复清洗,并用开水烫一遍,这样才能保证宝宝吃的东西不会被细菌感染。给宝宝的食物不要用铜质、铝质的炊具来烹煮,这是因为:铜能和一些食物中的维生素C产生氧化反应,破坏维生素C;而铝会在酸性环境下溶解在食物中,均对宝宝的健康不利。

3. 注意食物的软硬度和温度

根据婴儿的月龄和实际消化能力,调节食物的形状和软硬度。开始时,将食物制作成汤汁、泥糊状,慢慢地过渡到半固体、碎末状、小片成形的固体食物。另外,要注意控制食物的温度,蒸有皮的食材要连皮蒸,蒸完后再剥皮。给宝宝制作食物时,最好不要添加过多的调味剂,否则可能造成维生素和矿物质的损失。

第三节
婴幼儿饮食自立

一、婴幼儿饮食自立的含义

所谓婴幼儿饮食自立,是指婴幼儿自出生以后从被喂养到自己学会吃饭的转变过程,包括婴幼儿自己喝水、用手抓食物吃、用勺子吃饭、用筷子吃饭等具有自立意识和能力发展的活动。护理人员应该重视婴幼儿此时出现的每一个具有独立意识的要求和行为,引导婴幼儿个体最初的积极表现,使婴幼儿能够通过这种活动走向饮食独立、生活自立。著名心理学家威廉·詹姆士说:"播下一个行动,收获一种习惯;播下一种习惯,收获一种性格;播下一种性格,收获一种命运。"由此可见,婴幼儿自己学会吃饭这一行为,对他以后良好习惯和性格的形成是十分重要的。我们可以从以下几个方面认识婴幼儿饮食自立的重要性。

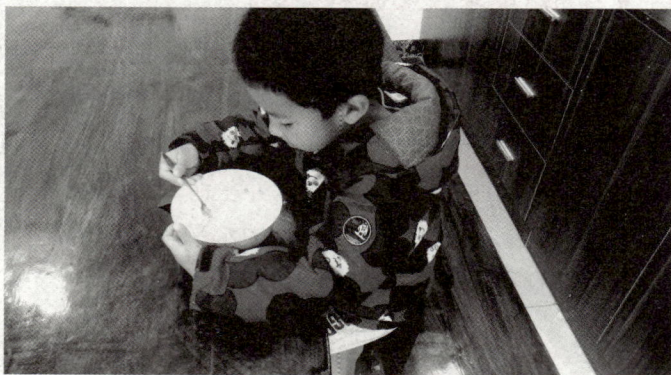

图6-6

（1）婴幼儿的成长伴随着自立能力的形成和发展,而自主能力的培养应从饮食自立开始。所以,要十分重视婴幼儿饮食自立行为和能力的养成,培养婴幼儿的动手能力和良好的行为习惯。

（2）要给予婴幼儿饮食自立以热情的支持、鼓励和引导,帮助婴幼儿尽快学会并培养自己吃饭的能力和良好习惯,从而为提高婴幼儿的生活自理能力打好基础。护理人员应放手让婴幼儿自己学吃饭,在婴幼儿自己动手的过程中出现差错时给以热情指导。不要认为婴幼儿干不好或怕麻烦、图省事而不让婴幼儿干,那样会使婴幼儿变成"饭来张口,衣来伸手"、缺乏生活自理能力的弱者。

3. 尽早开始让婴幼儿自己动手吃饭,这样做不仅能锻炼婴幼儿手眼协调能力、锻炼小手肌肉、增强婴幼儿的自主性,还有助于婴幼儿智力的开发,是一件一举多得的好事。但是,不同的婴幼儿情况有差异,不能操之过急。

二、婴幼儿饮食自立的过程与指导

自出生以后,婴幼儿在饮食方面经历着从被喂养到自己吃饭的过程。这个阶段,婴幼儿有自己的成长需求,护理人员也要鼓励和帮助婴幼儿学会自己动手,并养成良好的进食教养和独立而科学的进食习惯,让婴幼儿身心都健康成长,这就需要护理人员和喂养者树立责任意识,精心指导。例如,从婴儿会坐开始,他们就有了自己吃饭的欲望,护理人员就要将小勺交到婴儿手里,这是培养婴儿独立生活的第一步。这对婴儿以后的性格培养有着积极影响,因为进食是人得以生存最基本的需求和本能。下面就如何对婴儿的饮食自立,结合实际情况和过程进行一些实例讲解。

(1)婴儿6个月时,已经具备小手抓握物品的能力,能准确地用拇指和食指拣取食物并把它放入口中。护理人员可以为婴儿提供大块的饼干,整个的水果如桃子等,婴儿可以从中获得满足感和成就感。渐渐地,他的小手就更加灵巧了。这时,可开始让宝宝学着用小勺。学会用勺,可为婴儿自己吃饭打下基础。平时可以给婴儿提供锻炼的机会,如在一个碗里放上一些豆子,让婴儿自己拿勺舀到另一个碗里。同时,可以试着让他用杯子喝水。婴儿自己用杯子喝水,可以训练其手部小肌肉,促进其手与眼的协调性发展。在杯子里放少量的水,让婴儿双手端着杯子。护理人员要帮助他往嘴里送,要注意让其一口一口慢慢地喝。当婴儿拿杯子较稳时,护理人员可逐渐放手让他自己端着杯子往嘴里送。杯子中的水量由少到多。8个月时,婴儿可能就会自己端杯子喝水了。

(2)10个月以上的婴儿总想自己动手,喜欢摆弄餐具,这时正是培养婴儿自己进餐的好时机。对食物的自主选择和自己进餐是婴儿早期个性形成的一个标志,这对锻炼婴儿的协调能力和自立性很有帮助。吃饭前,护理人员最好在地上铺上一块塑料布,并给婴儿穿上罩衣,再将婴儿的小手洗干净。开始吃饭时,可以准备两套碗和勺,一套自己拿,给婴儿喂饭;另一套给婴儿,并在其中放一点食物让他自己吃。也可以为婴儿准备一些能自己拿着吃的食品,让婴儿自己拿着吃。

(3)过一段时间,到1岁左右,婴儿可能就会用勺来挖碗里的食物,并模仿大人把勺子里的食物送到自己嘴里,想自己动手吃饭。这是训练婴儿自己吃饭的最好时机。正确的做法是:给婴儿穿上一个围兜,尽量防止弄脏衣服。当然,完全避免是不可能的,护理人员对此不要太在意。如：在喂婴儿的同时，把饭菜也拨一点点在婴儿的小碗里，比如一点米饭、一片菜叶，让婴儿试着自己舀起来送进嘴里。开始不成功没关系，允许婴儿多次尝试。即使饭菜掉到了地上，也要自然处之。很快你会惊喜地发现，婴儿能够比较自如地完成这个动作了。对婴儿操作能力的进步，成人要及时鼓励，夸奖他说："宝宝真能干，自己会吃饭了。"这样婴儿也会很开心，自己动手的积极性就更高了。当然，这时婴儿吃饭主要还是要靠他人喂，只是要允许婴儿参与到这一过程中来，不能一味地包办代替，漠视婴儿追求自立的积极性。

（4）随着婴儿动手能力的加强，大约在一岁半的时候，就可以让婴幼儿试着独立吃完一部分食物。比如，在碗里饭菜所剩不多时，让婴幼儿自己吃掉剩余的食物，如果他能够独立完成，就予以积极鼓励。这会让婴幼儿产生一种成就感，也有助于他成长中自信心的培养。再如，对一些小馒头、小包子之类的食物，完全可以让婴儿自己拿着吃。这样一来，婴幼儿慢慢地就可以过渡到自己吃饭了。有的婴幼儿两岁左右就可以使用筷子夹菜了。等婴幼儿会自己吃饭以后，有时也会不肯自己吃。这时不要过分迁就他，告诉他吃饭是他自己的事，让别人喂饭"羞羞"，引导他树立自立光荣的意识和观念。持续培养，这样到婴幼儿3岁上幼儿园后，就不用担心他自己吃饭的问题了。

三、良好饮食习惯的养成与指导

在实现饮食自立的过程中，要注意良好饮食行为习惯的养成。

婴幼儿的饮食习惯主要是受家庭环境影响而形成和发展的，养成良好的饮食习惯即卫生、文明、科学的饮食习惯，不仅对婴幼儿身体健康有益，而且可以成为其性格品质的一部分，受益终生。婴幼儿良好饮食习惯养成需要护理人员的培养。怎样培养孩子从小养成良好的饮食习惯呢？好的饮食习惯的养成需要一个过程。下面，就如何引导婴幼儿养成卫生、文明、科学的饮食习惯进行一些讲解。

1. 卫生习惯和餐桌礼仪的养成

4～5个月的婴儿开始添加辅食，这个阶段是建立婴儿良好饮食习惯的重要时期。在每次喂婴儿时，要先给婴儿洗净双手和脸，接着用开朗的声音说："我们准备吃饭了。"然后，让婴儿在快乐的气氛中进食。进食完毕，向婴儿示范说："吃饱了。"然后，再为婴儿擦洗双手和脸。这样做，不论婴儿是否会明白，护理人员都要在这个阶段反复示范，给婴儿以积极引导，直至三岁左右都要坚持，以便形成良好的习惯。婴儿一岁左右，可以和大人同桌进餐。除了上面讲述的餐桌规范外，进餐时姿势要端正，嘴里嚼东西时不说话，咀嚼时不要发出"吧唧"声，喝汤时不发出"呼噜"声等。这一切都需要护理人员做好示范，让婴儿自然学会。

2. 专心吃饭习惯的养成

边吃饭边看电视会让婴儿缺乏和护理人员的沟通，也会让婴儿消化不良。所以，不能让婴儿养成一边吃饭一边看动画片的习惯。护理人员也不要边吃饭边看电视，要给婴儿起到榜样作用。同时,也不能让婴儿养成吃一会玩一会的习惯。发现后,要及时制止。

3.规律进餐习惯的养成

在日常生活中,要养成婴儿早睡早起的好习惯,因为早睡早起的习惯一旦被打乱,就会导致婴儿进餐的时间不规律,这种进餐的不规律对于婴儿良好生活习惯的养成极为不利。要想养成正确的进餐习惯,必须先有规律的生活节奏。

4.坐在餐椅上吃饭习惯的养成

为培养好的进餐习惯打下良好的基础,可给婴儿准备一个小餐椅,吃饭固定地点、座位,不要追着喂。孩子不饿,可以适当延长两餐的时间间隔,让他产生一点饥饿感。同时,要严格控制婴儿随意吃零食。在婴儿比较饿的时候,让他坐在餐椅上,给他勺子,让他自己吃。

5.吃饭时,尽可能实行分餐

中国人吃饭的习惯一直以来都是全家人在一个盘子里夹菜,实际上这样很不科学、很不卫生。每个人筷子或勺子上的唾液很容易搅拌在菜里,如果家里成员有胃病等传染性疾病,很容易造成交叉传染。所以,建议婴儿和其他人吃饭时实行分餐制。

6.饮食营养均衡搭配习惯的养成

婴儿开始添加辅食时,护理人员就应该帮助婴儿养成不挑食的饮食习惯,饭、菜、鱼、肉都吃,干稀都吃,并在日常生活中渗透食物营养搭配的知识。

对婴幼儿来说,感到"我能自己吃饭"是很重要的,而养成良好的生活习惯更是珍贵的。对婴儿的进步要随时给予鼓励,并深刻意识到这是他走向自立生活的第一步。

♥ 问题与思考

1.辅食添加的原则是什么?

2.简述 4、7、10 月龄辅食添加的内容。

第七章
婴幼儿疾病预防和护理

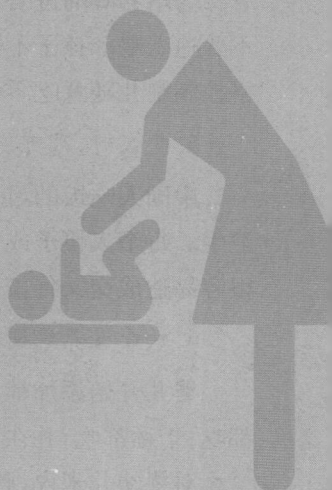

第一节
呼吸系统常见病的家庭防护

一、上呼吸道感染

上呼吸道感染是婴幼儿常见的疾病,也就是人们常说的感冒,是指上部呼吸道的鼻、咽和喉部的呼吸道炎症,临床诊断的"急性扁桃体炎""急性咽炎""急性鼻咽炎"都属于上感。一年四季会发,但冬春季节交替时较多,婴幼儿最多见。每年常有数次,症状表现轻重度不同。轻度症状表现为低热、流涕、鼻塞、轻咳、打喷嚏、腹泻或轻度呕吐等,鼻黏膜充血水肿,分泌物增多,咽部稍红,颈部或颌下淋巴结可轻度肿大,精神状态良好,自然病程在 3~7 d。重者体温升高,常在 39℃ 以上,症状表现为精神较弱、头痛、阵咳、咽痛、呕吐、乏力、畏寒、食欲下降等,有明显的咽部充血,扁桃体红肿,颌下淋巴结肿大压痛。呼吸道的炎症还可波及中耳、鼻窦和气管,引起中耳炎、鼻窦炎和气管炎。有时还会波及肠系膜,常伴有腹痛,轻压脐周部位有疼痛感。如果腹痛剧烈没有好转,父母应及时带婴幼儿去医院就诊。

1. 病因

(1)大多由病毒引起,少数为细菌或肺炎支原体引起。常见病毒有呼吸道合胞病毒、鼻病毒、柯萨奇病毒、腺病毒、副流感或流感病毒等。细菌有溶血性链球菌、肺炎球菌、葡萄球菌及嗜血流感杆菌等,多继发于病毒感染。肺炎支原体介于病毒和细菌之间。

(2)由于上呼吸道的解剖生理和免疫特点,婴幼儿期易患上呼吸道感染。此外,有先天性心脏病、营养不良、慢性腹泻、佝偻病及免疫功能低下的婴幼儿也容易发病。

(3)环境因素:居室拥挤、通风不良、冷热失调、气候突然变化等。

2. 症状

(1)三个月以下婴儿,低热或无发热。鼻阻症状较突出,如哭闹不安、张口呼吸、吸吮困难、拒奶,有时伴有呕吐及腹泻。

(2)婴幼儿表现:①全身中毒症状较重,病初突然高热 39.5℃,持续 1~2 d,甚至数日,部分高热患儿同时伴有惊厥;②鼻塞、流涕、咳嗽或咽痛等呼吸道症状较重;③常伴有拒食、呕吐、腹泻或便秘等消化道症状;④体检咽部充血。

3. 家庭防护

(1)注意卧床休息,等症状缓解后适当活动。注意环境温度和湿度,防止闷热,室温保持在 18~20℃,湿度 50%~60%,每日通风 2 次,保持室内空气清新。

(2)体温较高时要多喝温水,发热时不要"捂汗"。对于这一点,年轻的爸爸妈妈们尤为要注意,千万不要认为孩子高烧的时候要跟大人一样,需要裹得严严实实地去"捂汗",这样很可能会导致孩子体温进一步升高,诱发高热惊厥。夜间,孩子的体温容易骤然升高,一定要加强体温监测,防止高热惊厥。

(3)体温达 38℃以上时,可在医生的指导下服用退热药。如发生高热时,物理降温可用75%酒精兑一倍温开水在颈部两侧、腋下、腹股沟部等有大动脉搏动处做酒精擦浴,头部可用冷毛巾湿降温,防止高烧惊厥。药物降温可用阿司匹林。有高热惊厥时,可按压人中止痉并迅速到医院就诊。惊厥一般给镇静、退热药后即可停止。

(4)饮食应选择清淡、易消化的食物,如米粥、面条等。

(5)平时应适当增加户外活动,提高机体免疫力。父母要注意天气变化,及时帮宝宝增减衣服,沙尘天气尽量不要外出。居室应保持适宜的湿度和温度,经常通风换气。

(6)感冒流行时,应尽量少带婴幼儿去公共场所。应尽量避免婴幼儿与感冒患儿一起玩耍,防止交叉感染。

二、急性支气管炎

所谓急性支气管炎,是指由于各种致病原引起的支气管黏膜的急性炎症,气管常同时受累,故有陈旧性气管支气管炎,婴幼儿多见。

1. 病因

(1)病原体:各种能够引起上呼吸道感染的病毒和细菌。

(2)其他因素:免疫功能低下、特异性体质、营养不良、佝偻病和支气管局部结构异常等。

2. 症状

(1)为上呼吸道感染,主要症状是咳嗽,开始为干咳,以后有痰。

(2)全身症状明显:发热、乏力、食欲缺乏、呕吐、腹泻等。

3. 家庭防护

(1)保持室内空气新鲜,避免对流风,温度和湿度适宜,减少对支气管黏膜的刺激,以利于排痰。

(2)减少活动,注意休息,保证充足的水分和营养供给。

(3)鼓励患儿有效咳嗽,卧位时可抬高头部,并经常变换体位,利于排痰。

(4)按医嘱使用抗生素、止咳祛痰剂、平喘剂等。

(5)维持正常体温,密切观察体温变化。当体温超过 38.5℃时,采取物理降温或按医嘱给退热药,以防高热惊厥。

三、小儿肺炎

肺炎是由不同致病原或其他因素所引起的肺部炎症,是婴幼儿时期的常见病。小儿肺炎的死亡率占小儿死亡率的第一位,被卫生部列为小儿重点防治四病(肺炎、腹泻、佝偻病、贫血)之一。一年四季都可发病,冬春季节多见。

1. 病因

(1)病原体:病毒(呼吸道合胞病毒、腺病毒、流感病毒等)、细菌(肺炎链球菌、葡萄球菌、链球菌等)、支原体、真菌等。

(2)诱因:营养不良、佝偻病、先天性心脏病等易患本病。

2. 症状

小儿肺炎起病急,常有发热、咳嗽、气促和全身症状。

(1)发热:热型不定,多为不规则热,重度营养不良儿可不发热。

(2)咳嗽:咳嗽较频,初期为刺激性干咳,以后咳嗽有痰,新生儿则表现为口吐白沫。

(3)气促:多发生在发热、咳嗽之后。

(4)全身症状:精神不振、食欲减退、烦躁不安、轻度腹泻或呕吐。

3. 家庭防护

(1)保持室内空气新鲜,定时开窗通风,避免对流风。保持适宜的温湿度,室温维持在18℃~22℃,湿度60%为宜。

(2)饮食宜给予易消化、营养丰富的流质、半流质饮食,多喂水,少量多餐,避免过饱影响呼吸。喂哺时应耐心,哺母乳时应抱起喂,防止呛咳。

(3)帮助患儿选择合适的体位并经常更换,翻身扣背,帮助痰液排出,方法是五指并拢,两掌心中空,由下向上、由外向内地轻拍背部。

(4)按医嘱给予祛痰剂、止咳剂、平喘剂。

(5)病情严重者要立即送医院治疗。

第二节
消化系统常见病的家庭防护

一、鹅口疮

鹅口疮是口腔黏膜受白色念珠菌(属霉菌)感染所致黏膜上出现乳白色的小点或融合成片,颇似奶块,白膜不易擦去。初起时成小片状,逐渐融合成大片,长形似奶块(见图7-1)。

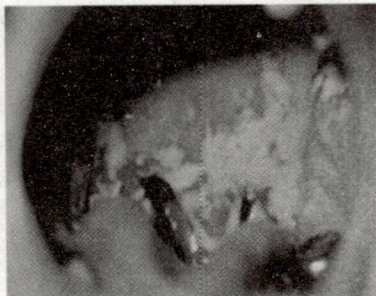

图 7-1　婴幼儿鹅口疮

1. 病因

（1）婴儿出生通过产道时，若母亲阴道有霉菌感染，则易接触母体的分泌物而感染。

（2）奶瓶奶嘴消毒不彻底，母乳喂养时，妈妈的乳头不清洁，都是感染的来源。

（3）接触感染念珠菌的食物、衣物和玩具。

另外，婴幼儿在 6~7 个月时开始长牙，此时牙床可能有轻度胀痛感，婴幼儿便爱咬手指、咬玩具。这样就易把细菌、霉菌带入口腔，引起感染。

（4）在幼儿园过集体生活时，因交叉感染，可患鹅口疮。

（5）长期服用抗生素或不适当地应用激素治疗，造成体内菌群失调，霉菌乘虚而入并大量繁殖，引起鹅口疮。

2. 症状

（1）口腔黏膜出现乳白色微高起斑膜，周围无炎症反应，形似奶块无痛，擦去斑膜后，可见下方不出血的红色创面斑膜，面积大小不等，可出现在舌、颊腭或唇内黏膜上。

（2）好发于颊舌、软腭及口唇部的黏膜，白色的斑块用棉棒或湿纱布不易擦掉。

（3）在感染轻微时，除非仔细检查口腔，否则不易发现，而且也没有明显痛感或仅有进食时表情痛苦。严重时，宝宝会因疼痛而烦躁不安、胃口不佳啼哭、哺乳困难，有时伴有轻度发热。

（4）受损的黏膜治疗不及时，可不断扩大蔓延到咽部、扁桃体、牙龈等。更为严重者，病变可蔓延至食道、支气管，引起念珠菌性食道炎或肺念珠菌病出现，呼吸、吞咽困难，少数可并发慢性黏膜皮肤念珠菌病，可影响终身免疫功能，甚至可继发其他细菌感染，造成败血症。

3. 家庭防护

（1）早期发现：小儿出生后，应经常查看小儿的口腔。若见舌上布满白膜，其状如鹅口或雪片者，或似奶块而不易擦去者，即是患了鹅口疮病。对先天不足的早产儿，或久病体弱儿，特别是消化不良腹泻的患儿，更需经常查看口腔有无白屑或舌上、口颊两侧黏膜、口唇内侧、齿龈、上腭的咽部有无生疮。

（2）若婴幼儿突然不吮奶，不愿饮水，或拒绝喂食，或闻口臭，语音不出，或见流口水等时,要注意查看孩子的口腔是否有口疮。

(3)鹅口疮比较容易治疗,可用制霉菌素研成末与鱼肝油滴剂调匀,涂搽创面上,4 h用药1次,疗效显著。用1%甲紫涂搽疗效也不错,但因用药后口唇周围染色,影响观察并污染衣物,故临床上用得很少。

(4)哺乳前,大人必须洗净双手。母乳喂养的母亲乳头需同时用药,乳头用药在治愈7 d后才可停药。

二、婴幼儿腹泻

婴幼儿腹泻是多由饮食不当或肠道内、外感染所引起的一种消化道功能紊乱综合征,多发生在2岁以下婴儿。婴儿喂食母乳时,正常每天大便次数会比喂食牛奶多1~2次,为黄绿色糊便;而喂食牛奶者,则为黄色成形便。腹泻则是指粪便中水分增加,且大便成分变质。一般而言,腹泻时大便的次数会增加水分增加、大便颜色变成绿色、气酸臭。

(一)病因

1.体质因素

该病主要发生在婴幼儿,其内因特点:

(1)胃肠道发育不成熟,酶的活性较低,但营养需要相对较多,胃肠道负担重。

(2)患佝偻病和营养不良,易致消化功能紊乱。

(3)神经、内分泌、循环系统及肝、肾功能发育均未成熟,调节机能较差。

(4)细胞外液占比例较高,水分代谢旺盛,调节功能差,较易发生体液、电解质紊乱。

(5)免疫功能不完善,容易感染。

2.感染因素

(1)消化道内感染:易发生在人工喂养儿。

感染途径:致病微生物随污染的食物或水进入小儿消化道。病毒通过呼吸道或水源感染。接触成人带菌(毒)者。

(2)消化道外感染:常见于中耳炎、咽炎、肺炎、泌尿道感染和皮肤感染等,年龄越小越多见。

引起腹泻的原因:肠道外感染引起消化功能紊乱;肠道内外均为同一病原(主要是病毒)感染。

(3)滥用抗生素所致的肠道菌群紊乱:长期较大量地应用广谱抗生素会直接刺激肠道或刺激自主神经引起肠蠕动增快、葡萄糖吸收减少、双糖酶活性降低而发生腹泻,甚至引起肠道菌群紊乱。

(二)症状

(1)轻症:每天大便5~8次,可能伴随着轻微发烧或呕吐,大便呈黄绿色、黏液状,且呈

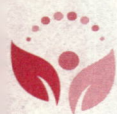

蛋花汤样,并伴有轻微腹胀,肠鸣音亢进。

(2)中度腹泻:每天大便 10 次,稀水便、气味酸且臭,可能中度发烧。

(3)重症:腹泻频繁,每天大便 8 ~ 15 次,呈水样、量多,有酸臭味,血丝黏液便,患儿烦躁、嗜睡、萎靡,甚至昏迷、惊厥,前囟门凹陷,皮肤及嘴唇干燥等。

(4)部分患者可出现明显水电解质酸碱平衡紊乱等。

(三)家庭防护

1. 调节饮食

(1)轻型或非感染性腹泻(一般无发热等感染中毒症状,大便无黏液、脓血,化验无明显异常,或仅有少量脂肪球)时,乳母应减少喂奶量和延长喂奶间隔时间,暂停或减少辅食。人工喂养者可暂给稀释乳、米汤等易消化食物,然后逐渐增加乳量。

(2)重型腹泻需输液时,应禁食 6 ~ 12 h 或更长时间。患儿吐、泻等症状好后,可按由少到多、由稀到稠的原则逐渐恢复饮食。轻者要 3 ~ 4 d,严重吐、泻者经 5 ~ 10 d 方可恢复正常饮食。

2. 加强护理

注意观察呕吐及腹泻物的性质并记录次数和量以及排尿时间和尿量。勤换尿布、勤洗臀部,预防尿路感染和尿布性皮炎。

3. 控制感染

根据肠道感染的情况应用抗生素,主要是控制大肠杆菌。目前用药有复方新诺明,也可用新霉素、呋喃唑酮、吡哌酸等。中毒症状严重时,可用氨苄西林与庆大霉素肌内注射。用药 2 ~ 3 d 无效,可更换或加用另一种药物。金黄色葡萄球菌感染,可用新型青霉素 Ⅱ 或红霉素。病毒感染,可用吗啉胍,中药大青叶及板蓝根。真菌感染,可用制霉菌素、克霉唑。肠道外感染性腹泻,用相应的肠道外感染药物。

4. 对症治疗

(1)呕吐在禁食后不能停止者,应及时就医,在医生指导下用药。

(2)腹泻早期不宜用止泻剂。如症状已好转,腹泻仍迁延不愈,可用鞣酸蛋白、碱式碳酸铋或氢氧化铝等药物,还可以服用卵黄油 1 ~ 3 mL,每日 3 次。

(3)腹胀时,可行腹部热敷及肛门排气,口服乳酶生或肌注新斯的明。腹泻晚期发生严重腹胀,多是低血钾症所致,应立即补钾。

(4)食欲缺乏,可用胃蛋白酶、胰酶、多酶片等药。

5. 液体疗法

如果婴儿腹泻严重,伴呕吐发热、眼窝凹陷、口渴、口唇发干、尿少,就说明已经引起脱水了,应该去医院输液治疗。为防止婴儿脱水,应在婴儿腹泻次数较多时,适量减少饮食,甚至禁食,使胃肠得到休息。同时,口服补液或自配糖盐水、盐米汤,盐少许,少量多饮,以防脱水发生。患腹泻的婴儿要注意腹部保暖,以减少肠蠕动,可以用毛巾裹腹部或用热水袋热敷腹部,按时让婴儿休息。排便后用温水清洗臀部,防止臀红发生。

第三节
营养障碍性疾病的家庭防护

一、营养不良

营养不良是因喂养不当或疾病引起的能量和蛋白质摄入不足或吸收障碍所致的一种慢性营养缺乏症,多见于3岁以下的婴幼儿。

1.病因

(1)喂养不当。

主要表现在:母乳量长期不足或人工喂养不当,又没能及时添加辅食;骤然断奶,小儿胃肠道不适应,造成消化功能紊乱;食物成分不合理,如长期以淀粉食物为主,缺乏蛋白质和脂肪或偏食等。

(2)疾病因素。

消化系统解剖或功能异常,如慢性腹泻、肠吸收不良综合征、唇裂、幽门狭窄等吸收障碍;肾病综合征、长期发热、恶性肿瘤、烧伤等蛋白质消耗增加。

(3)需要能量增加。

急、慢性传染病的恢复期;早产、双胎或多胎、生长发育快速阶段等,因需要量增多,蛋白相对不足,均可引起营养不良。

2.症状

(1)最初表现为体重不增,继之体重下降;皮下脂肪减少至消失。

(2)皮肤干燥、苍白、逐渐失去弹性,体温降低;头发干枯、食欲减退、腹泻等。

(3)贫血,维生素和微量元素缺乏,出现干眼症、口腔炎、末梢神经炎等。

3.家庭防护

(1)鼓励母乳喂养,无母乳或母乳不足,可给稀释牛奶或脱脂奶,少量多次,渐增至全乳,然后才能给肉末辅食。

(2)补充微量元素和维生素,如菜汤、果汁或碎菜等含维生素的食物,由少量开始,逐渐添加,以免发生腹泻。

(3)预防感染。实行保护性隔离,保持室内环境舒适卫生;保持皮肤清洁干净,做好口腔护理,防止交叉感染。

二、小儿肥胖症

肥胖症是指长期能量摄入超过人体的消耗,使体内脂肪过度积聚、体重超过参考值范围的一种营养障碍性疾病。

1.病因

(1)能量摄入过多。

(2)小儿活动过少。

(3)遗传因素:肥胖具有高度遗传性,父母肥胖,子代肥胖患病率可高达70%~80%。

(4)其他:疾病、进食过快、精神创伤和心理异常等因素均可引起肥胖。

2.症状

(1)常见于婴儿期,患儿食欲旺盛且喜甜食和高脂肪食物,活动量少。

(2)体重超标,身高和骨龄也超过标准上限。

(3)走路时双下肢负荷增加,可致膝外翻和扁平足。

(4)不爱活动,怕被人讥笑而不愿意与其他小儿交往,常有孤僻、胆怯、自卑等心理问题。

3.家庭防护

(1)控制饮食:限制小儿每日热量摄入,但必须保证基础营养及生理发育的需要。选择高蛋白、低脂肪、低碳水化合物的食物。开始时以体重不增为目标,以后逐渐减至正常热能需要量的1/2左右。多食蔬菜,加适量的蛋白质,如豆制品、瘦肉、鱼、蛋等。

(2)增加运动:每日坚持至少运动30分钟,促进能量的消耗。

(3)培养良好的饮食习惯,不偏食高能量的食物。

三、维生素D缺乏性佝偻病

维生素D缺乏性佝偻病是由于儿童体内维生素D不足使钙磷代谢紊乱,产生一种以骨骼病变为特征的全身慢性营养性疾病。本病常见于婴幼儿时期,严重时发生骨骼畸形,是我国儿科重点防治的四大疾病之一。

(一)病因

1.日光不足

体内维生素D的主要来源是皮肤中的7-脱氢胆固醇经紫外线照射生成。婴幼儿长期缺乏户外活动,尤其是在北方的冬季日光照射不足及紫外线不能通过玻璃窗等因素均使内源性维生素D生成不足,易导致发病。

2.维生素D摄入不足

天然食物中维生素D含量很少,不能满足小儿生长发育的需要。若不及时补充,易发生疾病。

3.生长发育迅速导致维生素 D 相对不足

小儿快速生长发育时期(如婴儿期)、早产儿、双胞胎等,对维生素 D 需要量增多。若添加不足,易发佝偻病。

4.疾病与药物的影响

胃肠道疾病或肝胆疾病影响维生素 D 的吸收,如慢性腹泻、婴儿肝炎综合征等,因肝、肾严重损害可影响维生素 D 的强化作用,导致钙磷代谢障碍。

(二)症状

1.初期

多自 3 个月左右开始发病,主要表现为神经、精神症状,小儿易激惹、烦躁、睡眠不安、夜间惊啼,常伴有与室温和季节无关的多汗及枕部脱发,即"枕秃"。

2.活动期

主要表现为骨骼改变和运动障碍功能发育迟缓。

(1)骨骼改变:3~6 个月婴儿易出现颅骨软化,前囟边缘软,颅骨薄,轻按有"乒乓球"样感觉。至 7~8 个月时,头型变成"方颅"或鞍形,前囟增大或闭合晚。出牙延迟或出牙顺序颠倒。骨骺端因骨样组织堆积而膨大,沿肋骨方向于肋量与肋软骨交界处可触及圆形隆起,从上至下如串珠样突起,以第 7-10 肋骨最明显,称佝偻病串珠,严重者在手腕、足踝部亦可形成钝圆形环状隆起,称手、足镯。1 岁左右的小儿可见到胸骨和邻近的软骨向前突起,形成"鸡胸样"畸形,严重佝偻病小儿胸廓的下缘形成一水平凹陷,即肋膈沟或郝氏沟。

(2)运动功能发育迟缓:全身肌张力下降,肌肉关节松弛,颈项软弱无力,坐、立、行等发育较晚,腹部膨隆,如蛙形腹。

(3)神经精神发育迟缓:重症患儿条件反射形成慢,情感、动作及语言发育落后。

3.恢复期

4.后遗症期

(三)家庭防护

维生素 D 缺乏性佝偻病是可预防的疾病,如果婴幼儿有足够的时间参加户外活动,可以预防发病。因此,现认为确保儿童每日获得维生素 D 400 IU 的预防量是预防和治疗的关键。

(1)母乳喂养或者部分母乳喂养足月婴儿,应在出生后 2 周开始补充维生素 D 400 IU/d,早产儿、低出生体重儿、双胞胎出生后 1 周开始补充维生 D 800 IU/d,3 个月后改为预防量,均补充至 2 岁。如果生长速度快,即便夏季阳光充足时,也不宜减量或停用维生素 D。一般可不加服钙剂,但乳类摄入不足和营养欠佳时,可适当补充微量营养素和钙剂。

(2)非母乳喂养的婴儿、每日摄入奶量小于 1 000 mL 的儿童,应当补充维生素 D 400

IU/d。

（3）青少年摄入量达不到维生素 D 400 IU/d 者，如奶制品摄入不足、鸡蛋或强化维生素 D 食物少，应当每日补充维生素 D 400 IU/d。

（4）经常带宝宝进行室外活动，让小儿直接接受日光的照射。活动时间可以从每次 10 min 逐渐延长到 1 h 以上。夏季应选择适当的时间和地点进行户外活动，以防小儿皮肤灼伤或中暑；冬季在室内活动室应开窗，使紫外线能够直接射入室内。

（5）预防中毒：严格遵守维生素 D 的用量，密切观察有无中毒的症状，如食欲减退、倦怠、烦躁或继之呕吐、腹泻、顽固性便秘和体重下降等，应立即停用维生素 D，及时到医院检查。

四、营养性缺铁性贫血

营养性缺铁性贫血是由于从食物中获取的铁不能满足宝宝的生理需要，而使体内储存铁减少，血红蛋白形成减少的一种贫血。

1. 症状

（1）临床上常有面色苍白、食欲减退、精神不振或注意力不集中等表现，严重影响婴幼儿的生长发育。皮肤和黏膜逐渐苍白，以唇口腔黏膜及甲床和手掌最为明显。

（2）年龄较大的宝宝可出现头晕、眼前发黑、耳鸣等。肝、脾、淋巴结可轻度肿大，年龄越小，病程越久，贫血越重，则肝脾肿大越明显。

（3）消化症状可见食欲减退，少数有异食癖（即喜食泥土、墙皮、煤渣等），可有腹泻、呕吐等。

（4）可出现口腔炎、舌炎或舌乳头萎缩，重者出现萎缩性胃炎或吸收不良综合征。神经系统可导致烦躁不安或萎靡不振，精神不集中，记忆力减退，智力多低于同龄儿。此外，可出现反甲现象，常合并感染。

2. 家庭防护

（1）婴儿要及时添加含铁丰富且易消化的辅助食品，如肝、瘦肉类、动物血、鱼类等。

（2）提倡母乳喂养，转换期及时添加辅食。

（3）宜食含维生素 C 高的食物，使三价铁还原为易吸收的二价铁。纠正不良的饮食习惯，克服长期偏食素食等不良习惯。

（4）合理安排餐次和内容，食欲差、胃纳少的患者可少量多餐进食。控制和治疗感染性疾病和慢性失血，手术矫治消化道畸形等。

（5）开始补铁时间为足月儿 4 个月左右，未成熟儿 2 个月左右。根据膳食含铁情况持续 1～3 年；以含铁丰富的食品或铁强化食品补铁，并注意食品的合理搭配，以利于铁吸收。

第四节
水痘的家庭防护

水痘是由水痘—带状疱疹病毒引起的一种传染性极强的出疹性疾病。其临床特点为发热及成批出现周身性红色斑丘疹、疱疹、痂疹等各类皮疹。冬春两季多发,其传染力强,接触或飞沫均可传染。易感儿发病率可达95%以上,但患儿感染后可获得持久的免疫力,学龄前儿童多见。

一、病因及传播特点

1.病原体

水痘—带状疱疹病毒。

2.传播途径

病毒经口鼻进入人体,在呼吸道黏膜细胞中繁殖2~3 d后,进入血液产生病毒血症。水痘病人是唯一的传染源。水痘感染后,一般可获得终身免疫。水痘主要通过呼吸道飞沫和接触传染。

3.易感人群

多发生于6个月以上的婴幼儿,冬季患病率高,尤其是在托儿所,常以接力形式流行患病,病毒传播途径是接触或呼吸道飞沫传染。

二、症状和体征

1.典型水痘

水痘常发生于婴幼儿时期。

(1)潜伏期10~21 d,一般为14 d左右。无前驱期症状,皮疹和全身症状多同时出现。

(2)发热1~2 d后,即进入发疹期。皮疹先见于躯干、头部,逐渐延及面部,最后达四肢。皮疹分布以躯干为多,面部及四肢较少,呈向心性分布。开始为粉红色帽针头大的斑疹,数小时变为丘疹,再经数小时变为疱疹,多数疱疹数日后结痂。部分皮疹从斑疹→丘疹→疱疹→开始结痂,仅6~8 h,皮疹发展快是该病特征之一。

(3)疱疹稍呈椭圆形,2~5 mm大小,疱疹基部有一圈红晕。当疱疹开始干结时,红晕亦消退。皮疹往往很痒。水痘初呈清澈水珠状,以后稍混浊,疱疹壁较薄易破。水痘皮损表浅,按之无坚实感,数日后从疱疹中心开始干结。最后成痂,经1~2周脱落。无继发感染者痂脱后不留疤痕,痂刚脱落时留有浅粉色凹陷,之后成为白色。有的痂疹愈合后,正常皮肤上又有新的皮疹出现,故在病程中可见各期皮疹同时存在。

口腔咽部或外阴等黏膜也常见皮疹,早期为红色小丘疹,迅速变为水疱疹,随之破裂成小溃疡。有时,眼结膜、喉部亦有同样皮疹。

多数典型水痘患者皮疹不多,平均出疱疹约300个,全身症状亦轻,较少发生严重并发症。重型者则皮疹密布全身,甚至累及内脏(如肺部),全身症状亦重,热度高,热程长。

2. 不典型水痘

不典型水痘少见,可有以下类型:

(1)出血性、进行性和播散性水痘。主要见于应用肾上腺皮质激素或其他免疫抑制药物治疗的病人。出血性水痘疱疹内有血性渗出,或在正常皮肤上有淤点。进行性水痘病程长,播散性水痘患者可全身遍布皮疹,全身中毒症状重。

(2)先天性水痘综合征或新生儿水痘。母亲于产前4 d以内患水痘,新生儿出生后5～10 d时发病者,易形成播散性水痘,甚至因此引起死亡。先天性水痘综合征表现为出生体重低、瘢痕性皮肤病变、肢体萎缩、视神经萎缩、白内障、视力低下等,易患继发性细菌性感染。

(3)大疱型水痘。疱疹融合成为大疱,皮疹处皮肤及皮下组织坏死而形成坏疽型水痘,患者病情重,高热,全身症状亦重。

水痘是水痘病毒引起的急性传染病,发病后的主要表现是皮肤和黏膜出现斑疱,水痘的潜伏期为14～17 d,水痘症状较轻,发热多在39℃以下,有流涕、喷嚏、咳嗽等症状。发热后可出疹,几小时之间斑疹就变为丘疹,接着又变为水疱。疹子大小不等,疱疹易破,并痒。水疱干后结痂,2～3周可脱落,因皮疹分批出现,丘疹和疱疹可同时存在。可并发皮肤感染、肺炎等。患水痘后终身免疫。

水痘患者常有低热,当日可见头部发际中、面部、身上有红色皮疹出现。1 d左右这些皮疹大部分变为大小不等的圆形疱疹,内含透明液体,3～4 d后疱疹逐渐结痂。由于陆续又有新的皮疹出现,所以呈现新旧同时存在的情况,病程一般需要10～14 d,大部分皮疹结痂脱落痊愈,不留疤痕。

水痘病毒几乎遍及全球。水痘和带状疱疹是两种特殊的感染形式,都是由水痘—带状疱疹病毒引起的高度传染性疾病。初次感染水痘—带状疱疹病毒即为水痘,而潜伏在体内的病毒被激活后则为带状疱疹,后者多见于成人。水痘是最容易传播的疾病之一,在儿童中的传播占90%以上。水痘患儿全身可见水疱疹,平均数量为200～300个,还伴有发热。最常见的并发症是皮肤感染,水痘病毒性肺炎、脑炎和遗留下瘢痕。水痘患儿不能入托、上学,需等全身疱疹完全干燥结痂后才能解除隔离,一般在10 d左右。

三、家庭预防与护理

(1)隔离患儿。对可疑或确诊为水痘的患儿应进行隔离。其中上学或入托的小患儿但无并发症者,一般可在家中隔离,家中如有其他未患过水痘的小孩,应另择居住处或不与患者同住一房间。予呼吸道隔离至全部疱疹干燥结痂时为止。易感儿童接触水痘后应隔离观察3周。

（2）避免用手抓破疱疹。特别注意不要抓破面部疱疹，以免疱疹被抓破化脓感染。若病变损伤较深，有可能留下疤痕。可将患儿指甲剪短或者给婴幼儿戴并指手套，以防抓破疱疹。

（3）止痒。衣被不宜过多、过厚、过紧，太热出汗会使皮疹发痒。清洁皮肤后，在长水痘的局部使用炉甘石洗剂或5%碳酸氢钠液涂抹，如疱疹出现破溃或继发感染，外涂抗生素软膏或遵医嘱口服抗生素控制感染。

（4）注意消毒与清洁。对接触水痘疱疹液的衣服、被褥、毛巾、敷料、玩具、餐具等，根据情况分别采取洗、晒、烫、煮等方式消毒，且不与健康人共用。同时，还要勤换衣被，保持皮肤清洁。

（5）注意病情变化。如发现出疹后持续高热不退、咳喘、呕吐、头痛、烦躁不安或嗜睡、惊厥时应及时送到医院。

（6）定时开窗。空气流通也有杀灭空气中病毒的作用。但房间通风时要注意防止患者受凉，房间尽可能让阳光照射。阳光照射时应打开玻璃窗，玻璃可阻挡杀灭病毒的紫外线。

（7）物理退烧。如有发烧情形，最好是以冰枕、毛巾、多喝水等物理退烧法。忌用阿司匹林，以免增加 Reye 综合征的危险。

第五节
其他疾病的家庭防护

一、婴儿湿疹

婴儿湿疹是婴儿时期常见的皮肤病之一，俗称"奶癣"，是一种对牛奶、母乳和鸡蛋白等食物过敏而引起的变态反应性皮肤病，也可能是一种遗传性体质导致的皮肤病。发生原因既有遗传因素的内因，也有外界因素的诱因。在通常情况下，如果父母都是过敏体质的话，孩子有70%的可能是过敏体质；如果父母中一方是过敏体质，则孩子有50%的可能是过敏体质。婴儿湿疹发生的外因素主要有某些食物、环境、湿度、日光、紫外线等。

（一）症状

（1）婴儿湿疹大多发生在出生后1~3个月，6个月以后逐渐减轻，3岁以后大多数患儿逐渐自愈，一部分患儿延至幼儿或儿童期。皮疹多见于头面部，如额部、双频、头顶部，以后逐渐蔓延至颊、颈、肩、背、臀、四肢甚至可以泛发全身。

（2）初起时为散发或群集的小红丘疹或红斑，逐渐增多，并可见小水疱，黄白色鳞屑及痂皮,可有渗出、糜烂及继发感染。患儿烦躁不安,夜间哭闹,影响睡眠,常到处瘙痒。

(3)由于湿疹的病变在表皮,愈后不留瘢痕。

(二)分期

1.急性期

皮肤表现为多数群集的小红丘疹及红斑,基底水肿,很快变成丘疱疹及小水疱,疱破后糜烂,有明显的黄色渗液或覆以黄白色浆液性痂,厚薄不一,逐渐向四周蔓延,外围可见散在小丘疹,也称卫星疹。面部皮肤可有潮红及肿胀。如护理不当,常有继发感染,可泛发全身。此期病儿夜不能眠、烦躁不安,合并感染者可有低热。

2.亚急性期

急性湿疹的渗出、红肿、结痂逐渐减轻,皮肤以小丘疹主,时有白色鳞屑或残留少许丘疱疹及糜烂面。此时痒感稍减轻,可持续很长时间。可由急性期演变或治疗不当而来。

3.慢性期

反复发作,多见于1岁以上的婴幼儿。皮疹为色素沉着,皮肤变粗稍厚,极少数可发生苔藓样化分布在四肢,尤其四窝处较多。若发生在掌跖或关节部位,则发生皲裂而疼痛。如果治疗不当,或在一定诱因下,随时可以急性复发,自觉剧烈瘙痒。

(三)分型

1.脂溢型

多见于1~3个月的小婴儿,其前额、颊部、眉间皮肤潮红,被覆黄色油腻性鳞屑,头顶部可有较厚的黄浆液痂。愈后,颏下、后颈、腋及腹股沟可有糜烂、潮红及渗出。其母孕期常常有脂溢性皮炎或较严重的痤疮。患儿一般在6个月后改变饮食时可以自愈。

2.渗出型

多见于3~6个月肥胖的婴儿。先出现于头面部。除口鼻周围不易发生外,两面颊可见对称性小米粒大小红色小丘疹,间有小水疱及红斑,基底浮肿,片状糜烂渗出,黄浆液性结痂较厚。因抓痒常见出血,有黄棕色软痂皮。剥去痂皮后露出鲜红色湿烂面,呈颗粒状、表面易出血。如不及时治疗,可向躯干、四肢及全身蔓延,并可以继发感染。

3.干燥型

多见于6个月~1岁小儿,或在急性亚急性期以后。皮肤表现为丘疹、红肿、硬性糠皮样脱屑及鳞屑结痂,无渗出。常见于面部、躯干及四肢伸侧面,合并不同程度的营养不良。

以上三种类型可以同时存在,三期皮损也可发生于任何一种湿疹,三期可以互相转化和重叠。

由于病因复杂难以确定而反复发作。剧烈地抓痒可继发局部及淋巴结感染,极个别病例可发生全身感染、败血、毒血症,出现高热、腹泻、周围血中白细胞增高,有时出现中毒颗粒。

(四)病因

1. 直接病因

引起宝宝湿疹病因是复杂的,其中过敏因素是最主要的。所以,有过敏体质家族史(如父亲、母亲、祖父、祖母、外祖父、外祖母、兄弟姐妹等家庭成员有过湿疹、过敏性鼻炎、过敏性皮炎、过敏性结膜炎、哮喘、食物过敏和药物过敏等)的宝宝就容易发生湿疹。

2. 诱发因素

发生了湿疹的宝宝,许多物质又会诱发或加重湿疹症状,如食物中蛋白质,尤其是鱼、虾、蛋类及牛乳,接触化学品(护肤品、洗浴用品、清洁剂等)、毛制品、化纤物品、植物(各种植物花粉)、动物皮革及羽毛,发生感染(病毒感染、细菌感染等),日光照射,环境温度高或穿着太暖、太冷等,都可以刺激宝宝的湿疹反复发生或加重。有一种特殊类型的小儿湿疹,好发生在孩子的肛门周围,常伴有蛲虫感染,称为蛲虫湿疹。

3. 内因

婴儿容易发生湿疹还有本身的因素,是因为婴儿的皮肤角质层比较薄,毛细血管网丰富而且内皮含水及氯化物比较多,对各种刺激因素较敏感,所以又叫婴儿湿疹。

(五)家庭防护

避免婴儿湿疹,最好的办法就是母乳喂养。一旦患了婴儿湿疹,就要格外耐心地护理和喂养。如果是母乳过敏,就要换配方奶粉;若是牛奶过敏,可给其水解配方奶。在日常生活护理中,要避免过热,减少出汗。内衣应选择纯棉制品,避免化纤和羊毛织物的刺激。用温水洗脸、洗澡,不要用肥皂,减少对皮肤的刺激。避免婴儿抓挠患处,防止继发感染。一般添加辅食后湿疹会逐渐减轻,1岁左右大部分会消失。当婴儿发生湿疹时,护理上要做到如下几点:

1. 三个避免

(1)避免接触化纤衣物等容易引起过敏的物品。新生儿的衣物一定要选择纯棉制品,柔软、舒适、没有刺激性,以避免因为过敏而引发湿疹。

(2)避免环境过热。周围环境过热可能造成婴儿出汗,汗液的刺激以及温度高的环境易发生湿疹,也可使已发生的湿疹加重。

(3)避免环境过湿。周围环境过湿可能造成新生儿湿疹发生或者加重。

2. 饮食

(1)由于湿疹发病多见于人工喂养的新生儿,牛奶中含有的异性蛋白可以造成新生儿过敏,导致湿疹的发生。因此,要努力促成母乳喂养成功。若怀疑孩子可能对牛奶过敏,又无法采用母乳喂养时,可采用部分水解配方奶粉。一旦确认牛奶过敏,则需采用完全配方奶粉。

（2）应该指导哺乳产妇不要进食刺激性食物，以避免刺激物通过乳汁进入婴儿体内，由此增加湿疹发生的概率。

3. 洗浴

已患有湿疹的婴儿，特别是渗出较多的湿疹时，不要过多清洗患部。给患有湿疹的新生儿洗浴时，不要使用肥皂，避免刺激使湿疹的加重，不要用过热的水洗浴，应以温水为宜。

4. 预防感染

由于湿疹发生后，局部发痒用手搔抓，容易造成感染，因此要及时给新生儿剪指甲，以免婴儿抓破皮肤造成感染。

二、发热

发热为儿童最常见的症状之一，是机体对各种有害刺激的防御反应，对免疫系统有重要作用。一般来说，发热即体温异常升高。小儿时期，正常体温可波动于一定范围，短暂的体温波动，全身情况良好，又无自觉症状，可不认为是有病。正常小儿腋下体温一般为36.9℃～37℃；春秋冬三季平均值上午36.6℃，下午36.7℃，夏季上午36.9℃～36.95℃，下午37℃。当喂奶、饭后、运动、哭闹、衣被过厚、室温过高时，小儿体温可暂时升高到37.5℃左右，甚至偶达38℃，尤其是新生儿或小婴儿更易受以上条件影响。相反，若饥饿、低热量，尤其体弱患儿处于少动状态或保暖条件不佳，则体温可降为35℃，临床上称体温过低或体温不升，应及时采取保暖措施。

发热可分为四类热型（均以腋下体温为标准）：①低热：小于38℃；②中热：38℃～39℃；③高热：39℃～41℃；④超高热：大于41℃。小儿年龄越小，体温调节越差。这是由于中枢神经功能差，体表面积相对大，皮肤汗腺发育不良造成的。尤其新生儿、早产儿皮下脂肪较薄，肌肉不发达，活动力弱，体温极易波动。由于小儿对发热的耐受力较好而表现反应不多，如小婴儿感冒时体温可突然升高达40℃左右，而小儿表现的一般情况可较好，热退后恢复亦较快。年长儿体温较稳定，若体温突然升高，全身情况较差，往往反映有较严重疾病发生。若发热2周以上或反复体温升高时，则要到医院查明原因，以免引起不良后果。

（一）原因

引起发热的原因可分为感染性与非感染性两方面。

1. 感染性

一般认为发热是人体对感染的防御反应，通过发热而刺激网状内皮系统的吞噬作用，形成抗体，增强白细胞内抗体的活力以及肝脏解毒作用等，以抵抗疾病对人体侵袭，促进康复。所以，任何感染性疾病都会有发热的症状。但体质虚弱的早产儿、营养不良的患儿，虽有严重感染，可无发热反应，说明防御力较差。

2.非感染性

除感染外,下列情况也可引起高热或低热:

(1)组织破坏或坏死时,体内蛋白代谢异常增加而产热过多;或由于蛋白质分解产物可成为"致热物质"(致热原),如癌肿、白血病、血管内栓塞、烧伤、骨折血肿、胸腔或腹腔血液的吸收,均可导致发热。

(2)大量失血或失水可使有效循环量减少而致散热障碍,因而体温升高。但如发生循环衰竭,则正常代谢停滞而产热过少,又可见体温过低。

(3)肌肉运动过强,如剧烈运动、严重惊厥或癫痫大发作后,体温可升高。一般在下午活动后,正常儿童肛温可达38℃,此种现象并不少见。

(4)体温调节功能障碍可致发热,见于体温中枢尚未完善的弱小婴儿,颅内损伤(如出血或肿物)的患儿以及中暑的儿童。

(5)生物制品如血清、菌苗等均为高分子异体蛋白,也可导致发热。

(6)内分泌腺功能异常,如甲状腺或肾上腺皮质功能亢进,也可导致体温增高。

(二)小儿发热的常见疾病

2周以上的体温升高为长期发热。反复发作或迁延的发热,应首先考虑各种感染,如泌尿道感染、中耳感染、肝胆感染、结核感染、风湿热、肠道病所致感染、骨髓炎、肝脓肿、败血症等。

此外,慢性咽炎、扁桃体炎或鼻窦炎往往引起长期低热,应加注意。在流行病地区,应考虑伤寒、副伤寒、布鲁氏菌病、疟疾、血吸虫病、肺吸虫病、钩端螺旋体病、旋毛虫病等。

长期发热的少见病应想到结缔组织病,如类风湿病、红斑狼疮、皮肌炎,还应考虑血液系统疾病。

(三)家庭防护

小儿发热,要给予退热处理,退热的方法主要有物理降温和药物退热两种方法。物理降温方法有:头部冷敷;用冰帽、冰枕;温水浴;电扇吹风等。常用的药物主要有阿司匹林、阿鲁片、安乃近、或对乙酰氨基酚等。

1.物理降温法

(1)冷敷。通过致冷的方法,使全身或某一局部的体温下降。开始时,局部血管收缩,继之扩张,热量经传导散发,可达到降温的目的。一般以头部冷敷为最常见。方法:用塑料薄膜制成手掌大小的口袋,里面装冰水或细小的冰块。可将冰块放入水盒中摇晃,使其磨去棱角。将盛有冰块的小袋放在小儿的额头、颈部、腋窝、大腿根部,还可制作成帽状冰袋戴在小儿头上,做成枕头样放在小儿枕部,或用毛巾在冷水中浸湿后挤干放在额头上冷敷。注意冰袋局部冷敷时,不能持续时间过长,否则可引起局部缺血、缺氧以致冻伤。

(2)电扇吹风。电扇吹风能加速体热的散发,但不能对准小儿的某一部位吹风,否则会使小儿的某一局部受风。可以用电扇吹偏风或用摇头电扇吹风,风力不可太大,时间不可过长,适用于夏季,适合体质较好、体温过高的小儿。

(3)环境降温。在高温季节,当室内温度高时,可以在地面上泼凉水,用凉水拖地板,或启动空调机,加速室内通风,室温下降,利于高热小儿散热。小婴儿还可以采取解开衣服或打开包被散热的方法。

(4)温水擦浴及温浴法。温水可使血管扩张充血,改善血液循环,可通过传导体内热量的方式达到散热的目的。同时,还可以减轻组织缺氧,增加新陈代,降低小儿对疼痛的感觉,使组织松弛,以解除因肌肉痉挛强直而引起的疼痛。方法是:用 32 ~ 36℃的水(也可用手背试一下,以不烫手为宜),将毛巾浸湿后擦拭小儿全身皮肤。擦完一遍后可稍停一会,待皮肤上的水分蒸发完再擦第二遍,直到体温明显下降。也可将小儿放入温水盆中,水温以 38℃为宜,用左手臂托住小儿的头及肩部,要将小儿的头露出水面,斜卧在盆中,5 ~ 10 min 后将孩子抱出,将身上的水擦干,用单子包好,30 min 后测体温。

2. 药物降温法

孩子用退热药,不同于成人,要根据年龄、体重决定服用量。常用退热药有阿司匹林、布洛芬混悬液、乙酰氨基酚混悬液。应遵医嘱给孩子服药。

在服用退热药的同时,要给孩子多饮水,帮助其发汗、利尿、排毒。退热药用药间隔不少于 4 小时。急于退热,一次用药量过大或间隔时间太短,重复用药,可使体温下降过快,出汗太多,导致虚脱。此外,有些孩子对某些药物有过敏反应。因此,切勿滥用退热药。

发热的孩子应卧床休息。发热时,由于肠道消化功能降低,应多食清淡的流食或半流汁饮食,如牛奶、鸡蛋汤、面汤等,最重要的是多饮水,以利于降温。

家长还要密切观察小儿的变化,如果发现孩子在发烧的同时伴有呼吸嗜憋、心慌、腹痛、腹泻、头痛、呕吐、尿色改变、全身有疹子,或局部红、肿、疼等,应及时去医院,做进一步诊治。

有些宝宝不会叙述自己的病情,不舒服时只会哭。因此,家长要仔细观察患儿的情况。

(1)健康的宝宝活泼好动,如果发热后仍精神较好,想玩想动,病情就不大严重。如果精神不振,表情淡漠、倦怠,就是病情较重了。

(2)健康时一般面色红润,如果面色不对,发黄、发青、发紫等均是重病的表现。

(3)高热后要注意是否烦躁、兴奋。如果对周围的响动敏感、惊恐,要特别注意,可做物理降温,解开衣被,防止发生惊厥。

(4)如发现前囟饱满隆起,要请医生检查。如有剧烈呕吐或喷射性呕吐、腹泻或皮疹出现等,均应尽快请医生诊治。

三、蛲虫病

蛲虫就是小白线虫,主要感染 1 岁以上的宝宝,尤其在幼儿园、托儿所集体生活的,感染此病的较多。

1. 病因

人吞入虫卵后,虫卵在胃及十二指肠内孵化,在肠中发育成成虫。

2. 症状

夜间熟睡时,肛门处于松弛状态,蛲虫爬到肛门排卵,使宝宝感到奇痒。有的宝宝会用手去抓,造成手的污染,这种行为不但可使自己再次感染蛲虫,而且手摸过的东西还会感染他人。当然,蛲虫卵也很容易污染被褥等。

3. 家庭防护

实际上,蛲虫的生命力只有 1~2 个月,如果注意卫生,不吃药就能自愈。要给宝宝养成饭前便后洗手的习惯,勤洗被褥,勤洗烫内裤,玩具要定期消毒。提倡尽早穿满裆裤。经过这样预防,1~2 个月后,不吃药蛲虫就消失了。

❤ 问题与思考

1. 婴儿常见病的临床表现和护理措施有哪些?

2. 上呼吸道感染有哪些症状? 应当如何护理?

3. 婴幼儿腹泻的病因是什么? 防护措施有哪些?

第八章
婴幼儿意外伤害的
预防和救护

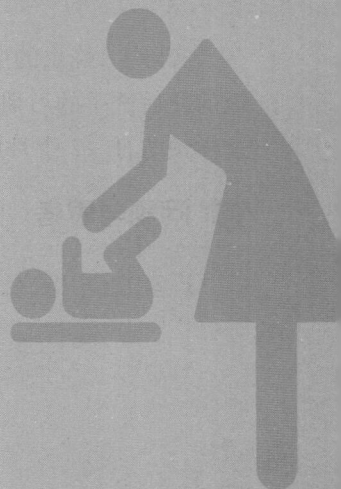

第一节
婴幼儿意外伤害概述

一、意外伤害及预防

1. 意外伤害的概念

意外伤害就是在预料之外的情况下,由于某种原因而发生的损伤或灾害。如成人疏忽造成孩子从床上摔到地上,洗澡时水温过高造成烫伤等。许多意外事故是可以避免的,只要加强安全意识和防范措施,意外伤害就可以防止或减少。

2. 婴幼儿发生意外伤害的危险因素

婴幼儿发生意外伤害,主要包括两个方面的原因:

(1)婴幼儿自身的原因。

1)婴幼儿危险意识差。年龄越小,自我保护能力越差。由于没有经历意外伤害的痛苦,也没有接受间接教训的可能,如学大人玩打火机、误服父母的药物等。

2)逃避能力差。婴幼儿运动能力发育不完善,动作不协调,平衡能力较差,如烫伤往往发生在这个年龄阶段。

3)生性活泼好动。往往喜欢攀高、下跳、爬窗户、跨护栏,容易发生摔伤或坠落。

4)骨骼和皮肤薄弱。婴幼儿的颅骨骨质较成人弱,成人从床上摔下一般不会有严重后果,婴幼儿则容易发生颅骨骨折,颅脑损伤。60℃的开水,对成人来说最多会造成1度烫伤,而婴幼儿则会造成2度烫伤,表皮脱落,甚至深入皮下组织。

(2)环境因素。

如居室内的不安全因素:地面光滑、家具边角尖锐、电源插座位置太低;玩具有尖锐的边口,或可以拆卸成细小可以吞咽的玩具;窗户没有插销和栏杆;家用物品管理不善,打火机、火柴、剪刀等没有保管好,让孩子能够取到;热水瓶、饮水机放置在孩子能接触到的地方等。

根据发生意外伤害的危险因素,应有针对性地进行预防,从源头上消除或减少婴幼儿意外伤害事故。

二、居家、户外和交通安全

婴幼儿意外伤害通常发生在家庭和幼儿园等场所。根据以往的调查统计,0~14岁儿童意外伤害最常发生的地点是家中,发生率是43.2%,其次是学校、幼儿园,发生率为22.8%,街道和公路上为22.3%。受伤时,儿童有近一半是在娱乐活动(占所有活动的

44.6%），其次是体育活动（占所有活动的 17.5%）。所以，护理人员除了对婴幼儿细心照料、规范操作外，还应当对婴幼儿监护人员进行相关意外伤害的健康宣讲，及早发现婴幼儿生活活动场所中的安全隐患，及时检查，排除意外事故发生的可能。

（一）室内设施设备的安全检查

1.门窗安全

（1）不可装弹簧，要能上锁。除大门外，房门可以被打开。各种门都应加装安全门挡。

（2）窗户栏杆的间隔应小于 11 cm，窗下不放家具，以免婴幼儿爬高。

（3）通往阳台的门应锁上。

（4）落地窗应选用强化玻璃。

2.地板和楼梯安全

（1）地板和楼梯都要防滑，以免婴幼儿滑倒。

（2）浴室地面应用防滑垫，并在浴缸和便器旁边装上扶手。

（3）楼梯栏杆的间隔不能过宽，应小于 11 cm。

3.家具和各类生活用品检查

（1）应避免尖角和锐边、缺口、木刺等，有尖角的家具应套上塑料防护角。

（2）将针、刀、刀片、剪刀等都锁好。

（3）给抽屉等安装防脱落装置，给橱柜门装上安全锁扣。

4.家用电器检查

（1）经常检查家用电器、电线和插座，插座要安全，应装在成人才能够到的位置。

（2）注意电饭锅、热水瓶、开水炉、电熨斗放置在婴幼儿拿不到的位置。

（3）暖气管、暖气片周围要有护栏隔离。

（二）家用化学品管理

家庭中的化学品主要包括洗涤用品和药品，前者有各类消毒液、洗涤剂、皂粉、杀虫剂等化学制品。这些物品管理不善的话，可能被婴幼儿误食，也可能被打开，接触皮肤造成化学灼伤。

（1）设立的专用药箱应放在婴幼儿够不到的位置，严禁在儿童活动场所或卧室中放置药品。

（2）严禁使用饮料罐装杀虫剂、洗涤剂、消毒剂等，以免误食。

（3）严禁使用装有药的瓶子当玩具。

（4）厨房、卫生间的各类消毒液、洗涤剂、皂粉、杀虫剂等化学制品应放入柜中并加锁。

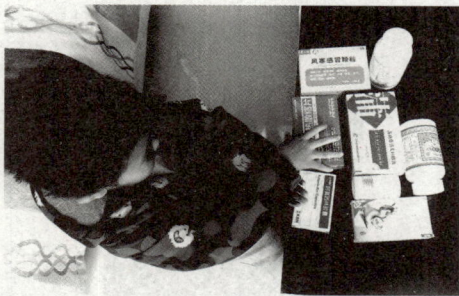

图 8 - 1

（三）公共场所安全

婴幼儿活动的公共场所主要包括居住小区、户外活动的公园、动物园、儿童游乐场、购物的商场或超市、就餐的饭店等。这些场所的设施设备并不单独为婴幼儿提供服务，带婴幼儿到这些场所时应注意，要照顾好婴幼儿，避免意外发生。

（1）防止失散。在人多拥挤的场合，如商场、步行街、公园等地方，不要让婴幼儿离开养育人员的视线，人多时拉住婴幼儿的手，避免婴幼儿走失、挤伤。

（2）阻止婴幼儿在有光滑的地面（如广场、商场）、台阶、玻璃等材料的场地嬉戏，防止婴幼儿滑倒和被玻璃柜台边角的锐边割伤、撞到玻璃门。

（3）阻止婴幼儿攀爬自动扶梯和护栏，以防被撞倒、撞伤。

（4）阻止婴幼儿拿到超市的颗粒样食物塞入口中，以防窒息。

（5）安全乘坐各类运输设备，注意避免过多的人集中挤在一个狭小的空间，注意婴幼儿不要被运行中的电梯轧伤。

（6）严禁婴幼儿在水池逗留，以防溺水。

（7）不要带婴幼儿在动物园的禁入标志前玩弄动物。

（8）注意居住地周围的环境变化，居住地周围有泥坑或水井、窑井、粪坑等未加盖时易发生婴幼儿跌入事件，应告知婴幼儿禁止走近危险地带。

（四）交通安全

交通事故发生率上升较快，是近年来儿童意外死亡的重要原因之一。根据统计发现，儿童发生交通事故引起的伤害中，有55%发生在儿童与成人同行时。

（1）遵守交通规则。在人行道上行走时，要手牵手带领婴幼儿，行走于人行道上，没有人行道的靠路边行走。通过路口应走人行横道，不闯红灯。不让婴幼儿独自在马路逗留。

（2）注意行车安全，乘坐四轮机动车时，严禁单独或被抱在前排就座，宜在后排座位上，并正确使用安全座椅，用安全带固定。

（3）乘坐公交车时，切勿让婴幼儿的头、手伸出窗口。要抓牢扶手，避免急刹车时，婴幼儿突然被撞。

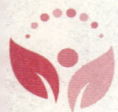

（4）为提高能见度，在黎明、黄昏以及其他能见度低的情况下（如雨天或雾天），应当给婴幼儿穿上有反光材料附件的衣物。

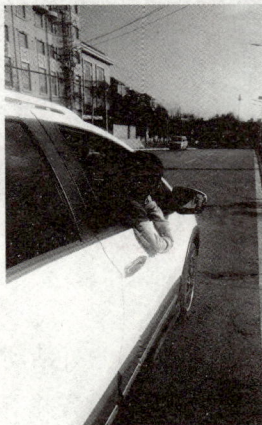

图8－2

三、时刻树立意外伤害救助意识

婴幼儿意外伤害一旦发生，如果护理人员或家长掌握救护机遇，并能冷静、沉着、迅速地采取急救措施，往往能在很大程度上争取时间，减少婴幼儿的伤残或死亡。因此，护理人员及家长除了要掌握预防意外伤害的知识外，还要具备简单处理意外伤害的应急救护知识和能力，使婴幼儿得到及时妥善的处理，为转送医院进行急救创造条件和赢得时间。

1. 熟记急救电话

熟悉家庭附近的急救中心、医院及其相关信息，主要有电话号码、地址、交通路线等。在紧急情况下，需要迅速拨打"110""120"等电话。

2. 建立家庭急救电话联系卡

根据家庭所在地区的医疗、救护情况，建立家庭急救电话联系卡。需要的信息有婴幼儿监护人的基本信息和联系方式、发生意外情况下的联系方式和急救方法等。如果已知婴幼儿有特殊的疾病或其他情况，需要知道从何处可以寻求及时的帮助或处理。

3. 配备家庭急救箱

家庭急救箱可以提供最基本的急救与护理，最大限度地减轻婴幼儿所受的伤害。

四、意外伤害的分类和急救原则

1. 婴幼儿意外伤害的分类

根据伤害轻重程度，可将婴幼儿意外伤害分为以下三类。

（1）危及生命的，如触电、外伤大出血、气管异物、误食毒物、车祸等。这一类事故必须在现场争分夺秒地进行抢救,避免死亡。

(2)伤害虽不会顷刻致命,但也是十分严重的,如各种烧烫伤、骨折、毒蛇咬伤、狗咬伤等。如迟迟不做处理或处理不当,也可能造成死亡或终身残疾。

(3)轻微的意外伤害,如擦破表皮、烫起小水泡等,可以在家里进行简单处理。

2. 抢救处理的原则

(1)抢救生命。首先,关注受伤婴幼儿的呼吸,心跳是否正常。当呼吸、心跳出现严重障碍时,必须立即采取人工呼吸和心脏按压相结合的急救措施,同时联系急救中心。

(2)减少痛苦。各种烧烫伤、骨折会带来剧烈疼痛,甚至出现疼痛性休克。因此,在处理包扎、固定、搬运时,动作要轻柔,位置要适当,语言要温和。必要时,可用镇痛药。

(3)预防并发症。抢救时,要尽量预防和减少并发症的出现,如伤口感染的问题。骨折时,应减少移动体位,防止韧带和血管的再损伤。若遗留残疾,将带来终身不幸。

第二节
意外伤害的家庭急救与处理

一、外伤的急救处理

(一)擦伤

擦伤是婴幼儿最常见的外伤。擦伤是皮肤表面被粗糙物擦破的损伤,最常见的是手掌、肘部、膝盖、小腿的皮肤擦伤。

1. 症状

擦伤后可见表皮破损,创面呈现苍白色,并有许多小出血点和组织液渗出。由于真皮含有丰富的神经末梢,损伤后往往十分疼痛。但表皮细胞的再生能力很强,如伤口无感染则愈合很快,并可不留疤痕。

2. 处理

(1)清创。由于擦伤表面常常沾有一些泥灰及其他脏物,所以清洗创面是防止伤口感染的关键步骤。可用淡盐水(1000 mL 凉开水中加食盐 9 g,浓度约 0.9%),没有条件也可用自来水、井水,边冲边用干净棉球擦洗,将泥灰等脏物洗去。

(2)消毒。有条件者可用碘伏棉球消毒伤口周围,沿伤口边缘向外擦拭。新鲜伤口不宜涂紫药水(甲紫),此药虽杀菌力较强,但有较强的收敛作用,涂后创面易形成硬痂,而痂下组织渗出液存积,反而容易引起感染。

(3)包扎。用消毒纱布或清洁布块(可用熨斗熨几下)包扎伤口,小伤口也可不包扎,但都要注意保持创面清洁干燥,创面结痂前尽可能不要沾水。

(4)感染:如果创面发生感染,可用淡盐水先将伤口洗净,再涂以紫药水。或将鲜紫花地丁研细,加热消毒后,加等量甘油和2倍的水,调成糊状,涂敷患部,每天或隔天换药1次。对皮肤及表浅软组织早期化脓性炎症,敷药数次,即可见效。也可用大蒜捣烂取汁,取大蒜汁1份,加冷开水3~4份,冲洗化脓伤口。必要时,还可将大蒜汁稀释一倍后湿敷,但蒜对皮肤有一定的刺激性。

(5)小儿奔跑玩耍时不慎跌倒,而致局部皮肤擦伤,这种擦伤伤口较浅,一般不用去医院,只在伤口上涂些红药水或紫药水即可。如果创面较脏,可用清水冲洗干净。否则,伤口愈合后,脏东西可能留在皮肤里去不掉了。面部擦伤时尤其应注意,以免影响孩子的容貌。擦伤的创面不必包扎,但注意避免沾水及沾上尘土或其他脏物,以防止创面感染。脸部的擦伤,需注意如有砂子、煤渣嵌入皮肤时,及时用软刷子刷洗创面,不能有渣屑留于皮肤内,一般不要涂抹紫药水。如果擦伤面较大,在面部创面清洁消毒后,敷上油纱布,再包扎好。

(6)若2~3 d内局部无红、肿、热、痛等炎症现象,创面会结痂痊愈。如果发现有轻度感染,创面有不少分泌物时,每天清洗创面,然后涂红霉素软膏,几天以后就会痊愈。

(二)跌落伤

婴幼儿意外跌落的致死率仅次于溺水、交通事故,排位第三。调查显示,年龄越小,越容易因跌落而受伤。在婴幼儿阶段,最常见的意外是从高处跌下,在学走路时跌倒或攀爬家具时跌下。有调查显示,有半数以上的婴幼儿在跌落时正在从事娱乐活动,而居住地是婴幼儿跌落受伤的高发地点。调查显示,在1~4岁人群中,有57.4%是在家中跌落。

1.症状

在跌落伤中,较严重的有脑震荡、内出血、骨折等,头部外伤也十分常见。所以,如果头皮擦伤、头皮血肿以及头皮裂伤后,仅出现局部的出血、疼痛、血肿,此为轻者。如果在头部损伤后出现恶心、呕吐、头痛、失语等现象,则为严重的头部损伤,可能有颅骨骨折、脑震荡、脑出血等,应该及时处理。不然,会出现昏迷、抽搐现象,造成瘫痪,甚至危及生命。

2.处理

(1)轻的头部外伤的处理:较轻的头皮擦伤,只要消毒伤口,涂抹红药水,局部包扎即可。如果婴幼儿外伤后头颅凸起了一个肿块,用手轻轻摸血肿处,有液体流感,说明可能有内出血,即头皮血肿。如果皮肤没有破损或仅擦伤一点表皮,这表明症状并不严重,是头皮下小血管破裂所致。这时,应立即抱起婴幼儿,观察婴幼儿的面色及四肢全身损伤状况。但不能用手揉,越揉头皮下血肿越大、出血越多、疼痛越强烈。

正确的处理方法是:立即从冰箱中取出冰块,用布包裹后敷在血肿处,以减少皮下出血。如果没有冰块,用冷湿毛巾冷敷也有助于止血。然后,局部加压包扎,让其自然吸收,小血肿1~2周、大血肿4~6周即可吸收。

（2）头皮裂伤的处理：头皮的血管较丰富，出血较多，故出现头皮裂伤时，一面按压止血，一面迅速送医院清创缝合。这样做，既可达到良好的止血效果，又能避免感染，使伤口尽快愈合。

头部外伤后，要密切观察面色，是否有恶心呕吐、嗜睡、头痛、烦躁等症状。一旦发现异常，应立即送医院诊治。

（三）扭伤

婴幼儿学会走路后，易发生跌倒、碰撞，容易引起急性扭伤、软组织损伤或脱臼。急性扭伤常发生于活动较多的关节，如踝关节、腕关节及腰部。扭伤后，不能局部按摩，以防加重损伤。因为按摩只能加重出血，甚至形成血肿。如果同时伴有骨折，按摩时移动骨折部位，骨折残端可能刺伤深部神经血管，会造成严重后果。

发生皮下软组织损伤甚至皮下出血情况时，虽然表面皮肤无损伤，局部肿胀较轻，但由于皮下血管破裂，皮下出血不止，皮肤乌青块会不断扩大，按压时疼痛。紧急处理时，绝对不能热敷，一定要用冷敷，以达到血管收缩止血的目的。方法是用冰袋敷于患处或用冷毛巾湿敷。24 h后，在出血完全止住的情况下，可改为热敷，促进局部血液循环，帮助血肿吸收。

二、五官和气管异物的家庭处理

1. 眼睛异物

异物进入眼睛里，可引起刺痛、流泪，较大较硬的异物还会造成眼结膜损害。

如果婴幼儿感到异物进入了眼睛里，应首先进行检查。护理人员可把手洗净，检查婴幼儿眼内是否有异物。

具体方法：让婴幼儿往上看，用手按住下眼皮往下拉，可看下眼睑内有无异物。如果没有，可用拇指和食指提起上眼皮，食指轻轻一按，拇指将眼睑往上翻，可看上眼皮内有无异物。如有异物，不要乱揉，应该提起眼皮轻轻动一动，让眼泪把异物冲出来，也可用棉棒蘸水将异物沾出。

取出异物后，冲洗或消毒眼睛：往眼里滴一两滴眼药水，既可预防发炎，又可冲掉异物。如果眼睛发炎，需要马上送医院处理。

2. 耳朵异物

婴幼儿常会把小物件塞入耳内，也可能有虫子爬进耳内。如不处理，可能发生感染。

处理方法：将婴幼儿头歪向一侧，患耳向下，让异物滚出。如果是虫子入耳，让婴幼儿进入暗室，或没有光线的房间，用手电筒向婴幼儿的耳道照射，可以诱使虫子飞向亮处，离开耳道。

如果在家里不能排除异物，要尽快去医院检查，千万不要自己试着用镊子或耳勺挖取。

3. 鼻腔异物

婴幼儿有时会把纸团、豆子等塞入鼻孔，如果没有发现，会引起感染、出血。

处理方法:纸团、豆子等如未泡涨,可用擤鼻涕的方法将其擤出。如已泡涨,则需由医生处理。

如果是虫子进入鼻腔,可用纸捻刺激婴幼儿鼻腔,使其在打喷嚏时把虫子喷出。

不要随意给婴幼儿掏鼻孔,否则容易使异物进入咽喉部、气管,容易引起窒息。

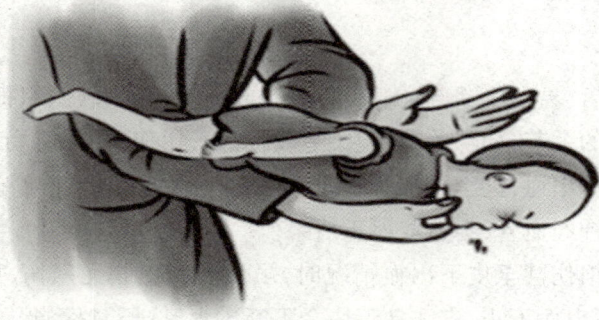

图 8-3

4.咽喉部异物

在咽喉部的异物,绝大多数是鱼刺。鱼骨刺入咽喉部最常见的部位是咽后壁及两侧扁桃体。

处理方法:立即去医院,请五官科医生将刺拔去。不然,会引起咽后壁感染、脓肿。如果只看见黏膜处是鱼骨刺入的伤痕,经 1~2 d 后异物感会自行消失。

不要用吞饭团或者喝醋的方法去消除咽喉异物,这些都是错误的方法。用喝醋来达到所谓软化鱼骨的目的是无效的,因为食用醋酸度不高,接触鱼刺的时间又很短,况且被刺入黏膜内的鱼刺根本无法与醋液接触,所以这种方法是行不通的。

5.食道异物

婴幼儿喜欢将物品放入口中玩耍,容易将异物吞入。消化道异物种类繁多,如纽扣、钱币、别针、发夹、钥匙圈、玻璃球以及体温表被咬断后的水银等。

婴幼儿吞食异物后,往往无特殊临床表现,常由大人发现某物突然失踪后才被注意。较大的婴幼儿能清楚地自述吞食异物的过程,但较小的婴幼儿则较难准确地描述。

发现婴幼儿吞食异物以后,为了明确消化道异物的性质和部位,需做 X 线摄片及其他检查。特别应当注意的是,有许多误吞异物不能被 X 线显影,如塑料、玻璃制品等,所以应当提高警惕。

检查以后,应坚持至少3天仔细观察婴幼儿的大便。如果异物是光滑、圆的,极可能从大便中排出。观察时,用水将大便冲散稀释,从大便沉渣中去寻找。如果异物是尖锐的,如别针、发夹等,要吃一些粗纤维的蔬菜如韭菜等,使异物能被包裹,避免异物损伤胃肠道黏膜,并容易帮助排便。体温表中的水银较重,吞入后可能造成肠穿孔,应当加以密切观察。

一般来说,只要异物顺利通过消化道内两处最狭窄的部位——幽门及肠回盲部,均能随大便排出。

少数异物可在幽门、十二指肠、回盲部嵌顿,时间过长可发生局部炎症、溃疡、出血及穿孔等并发症。此时,应手术探查,取出异物。

6.气管异物

由于1~2岁婴幼儿咽喉部的会厌软骨尚未发育成熟,不如成人敏感,因此,当婴幼儿吃一些圆滑的食品时,稍不注意会厌软骨就来不及盖住,使食物滑到气管里,发生气管异物。婴幼儿吸食果冻造成窒息的现象时有发生,应加以注意。

(1)气管异物的预防:严禁在吃饭时和婴幼儿逗乐。严禁喂食颗粒状食物,尤其不能在婴幼儿哭泣的时候,为哄他开心,喂食小的颗粒状食物。避免喂果冻状食物,以免婴幼儿吸入食物的时候食物堵住气管。

(2)急救处理:首先,要仔细检查口腔及咽喉部。如在可视范围内发现有异物阻塞气管,可试着将手指伸到该处将阻塞物取出。如果处理失败,则可试用拍背法或推腹法进行急救。

1)拍背法:护理人员坐在座位上,将婴幼儿放在护理人员的双腿上。婴幼儿前胸部紧贴护理人员的膝部,头部略低。以适当力量用掌根拍击婴幼儿两肩胛骨中间的脊椎部位,拍击4~5次,异物有可能被咳出。

2)推腹法:将婴幼儿平卧放在适当高度的桌子或床上。护理人员站在婴幼儿左侧,左手放在婴幼儿脐部腹壁上,右手置于左手的上方加压,两手向胸腹上后方向冲击性推压,促进气管异物被向上冲击的气流排出。重复推动数次,也可使异物咳出。

注意:以上两种方法如有异物排出,护理人员要注意迅速从口腔内清除阻塞物,以防再度阻塞气管,影响正常呼吸。如经上述方法无效,应立即去医院急诊求医。

三、烫伤、烧伤的家庭救护

1.病因

由于婴幼儿活泼好动,好奇心又强,所以烧烫伤是婴幼儿最易受到的意外伤害之一。烧烫伤是因火或热水所引起的,疏忽是造成意外的最大元凶。在学爬或刚开始走路的孩子,以及充满强烈好奇心的幼儿期前半期的孩子(1~2岁),更是容易受烧烫伤侵袭的危险族群。

2.分类

一般而言,烫伤分为三个级别。1度烫伤:属于表皮烫伤,宝宝的皮肤会发红且有疼痛的现象。如果能够立即冲水冷却20 min,2~3 d可获得改善。2度烫伤:宝宝皮肤的表皮已烫伤至溃烂并产生水泡,这个时候伤势可能深及表皮下方的真皮层。3度烫伤:烫伤直达皮下组

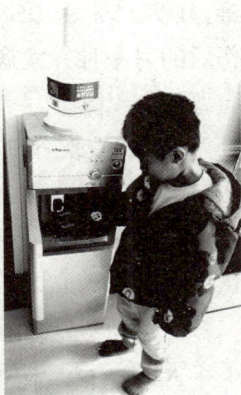

图8-4

织,皮肤会有发硬、发白或发黑。宝宝也许不喊疼痛,但却已经烫伤得非常严重了,必须立即送医院治疗。

3.家庭救护

(1)迅速脱离热源。一旦发生烧烫伤,迅速移开热源,如热水袋、热水瓶、开水壶、饭锅、清洁用的盐酸、硫酸或者含强碱的溶液等,并尽快脱去或剪掉烧烫伤部位的衣服、帽子、鞋袜等。如果衣服和皮肤黏合在一起,切勿撕拉。将未黏在皮肤上的衣服剪开,黏着的部分让其留在皮肤上以后处理。如果身上还沾有热粥、热菜等,要轻轻擦去。

(2)降温。用自来水或干净的凉水对伤处冲洗 5~10 min,或用干净毛巾包住冰块置烫伤部位降温。这样做,既可减轻创面的受伤程度,又可止痛。用此方法要比乱找药物涂抹好得多。降温处理越早越好,如果烫伤的时间超过 10 min,其作用就不明显了。创面忌涂酱油、黄酒,也不要涂紫药水、红药水。

(3)用药防感染。没有起泡的创面可涂蓝油烃或红花油,表面起泡时,尽量不要挑破,让其自行吸收,以免感染。

(4)送医院。大泡状烫伤应去医院消毒处理。

(5)眼睛里溅入强酸强碱,立即用手把眼皮分开,将凉开水或纯净水倒入壶中,对眼睛冲洗 10~15 min。

四、被动物叮咬伤的处理

猫、狗是婴幼儿喜欢的动物。现在大城市养宠物成风,因此,婴幼儿被动物咬伤、抓伤的事故时有发生。

1.狗咬伤

(1)被狗咬伤后果:被狗咬伤后的伤口深浅不一,轻者有牙痕,重者撕裂皮肉,更主要的是并发狂犬病,且治愈率甚低,一旦发病,死亡率极高。通常人们认为只有疯狗才带狂犬病毒,其实 15%~30% 的健康狗都处于带病毒状态,即使是打过疫苗的狗也不能保险。被狗咬伤后的另一种并发病症就是破伤风,这种病症经医生抢救多数可治愈,但整个病程却是十分险恶的。

(2)狗咬伤处理:婴幼儿被狗咬伤后,应对咬伤的伤口立即挤血,而不是忙于止血。对于伤口大的,为防止出血过多,才进行止血。较小的伤口,可先在家里用肥皂水(20%)冲洗伤口,然后用3%过氧化氢冲洗,特别注意对伤口深处的清洗。几分钟后,用纱布擦干后涂上碘伏,包扎一下,立即送医院治疗。

为了预防狂犬病,必须注射狂犬疫苗。这种药物在被咬当天就注射第一针,然后分别在第 3 天、第 7 天、第 14 天、第 30 天各注射一针,共 5 针。

2.猫、鼠咬伤

(1)猫、鼠咬伤后果:猫、鼠口中存在一种螺旋细菌,因此,除局部伤口会出现红肿和疼痛

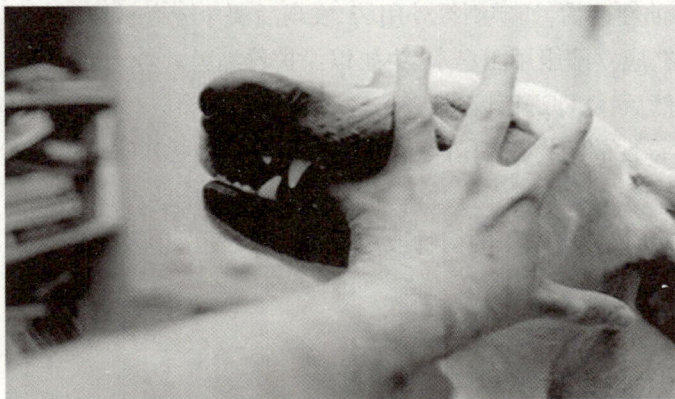

图 8 - 5

外,还会引起淋巴管、淋巴结炎症。

（2）猫、鼠咬伤处理：伤口清洗后,应送医院使用抗生素治疗。

3.蜂蜇伤

（1）蜂蜇伤后果：被单个蜜蜂蜇伤,一般无关紧要,只是局部产生灼痛、红肿,少数会出现水泡,很少引起坏死。

被群蜂蜇伤或被毒性极强的黄蜂蜇伤后,会引起发烧、头痛、恶心、呕吐、昏倒、昏迷,以致痉挛、休克、肺水肿、心脏及呼吸麻痹,甚至导致呼吸停止而死亡。偶尔可见到婴幼儿被蜇伤舌或咽部,发生喉头水肿窒息。

另外,也有对蜂毒过敏的婴幼儿,虽然是单处局部蜇伤,但仍会发生吞咽困难,声门水肿,胸部闷气,腹部疼痛,腹泻,甚至会因过敏休克导致死亡。

（2）蜂蜇伤处理：立即让婴幼儿静卧,将蜂刺取出,患处涂氨水、碳酸钠等碱性药水。如果蜇伤在口、咽部位,可涂硼砂甘油或甘油以消除水肿,严重的要尽快送医院救治。

婴幼儿被毒蜘蛛蜇伤,也可以根据上述方法处理。

五、误服药物的急救处理

由于婴幼儿排毒和排泄能力差,对药物的敏感性高,一旦误服药物,往往会发生严重后果。因此,要立即送医院急救。正确的处理原则是：迅速排出,减少吸收,及时解毒,对症治疗。

（1）要尽快弄清楚是什么时间、误服了什么药物和服用的大体剂量,为就医时提供详细情况。不要打骂和责怪婴幼儿,以免婴幼儿因为害怕而隐瞒真实情况,导致误诊。

（2）如果误服的是一般性药物,如毒副作用很小的维生素、止咳糖浆等,可让婴幼儿多饮凉开水,使药物尽快稀释并及时排出。

（3）再喝大量茶水、肥皂水反复呕吐洗胃。洗胃后,可喝几杯牛奶、豆浆,这样可以保护婴幼儿的食道和胃的黏膜,起到养胃解毒的作用。

（4）误服了腐蚀性药物，如碘酒等外用药，发现后要争分夺秒地喝米汤、面汤等含淀粉的液体。若为强酸类，应立即服用肥皂水、牛奶以保护胃黏膜。若为强碱类，应立即服用食醋、橘汁、柠檬水等。然后，立即送医院进行治疗。

（5）误服了有毒性的药物，在采取急救措施后，可取绿豆100 g、甘草20 g，煎煮30 min后服汤以解余毒。

另外，在送医院时，应将误服的药物或药瓶带上，以便医生及时了解情况，正确采取解毒措施。

六、婴幼儿心跳、呼吸骤停的急救

心脏跳动是生命的标志，当发现突然昏迷、呼吸停止、触不到大动脉及心尖冲动时，即提示发生了最紧急而严重的疾病状态——心搏呼吸骤停。护理人员应冷静对待，马上与急救中心进行电话联系，同时立即进行现场抢救。首先，应当检查婴幼儿是否还有呼吸和脉搏。最简单的方法是触摸颈动脉，即颌下与其耳间的连线处。如果发现呼吸停止，需要采取口对口的方式进行急救。由于心跳、呼吸骤停往往互为因果，所以心脏与呼吸复苏应两者同时进行，否则复苏难以成功。最好有两人配合，一人负责胸外心脏按压，另一人负责人工呼吸。心脏按压5次，人工呼吸1次。如仅1人抢救时，也应尽量按5∶1比例交替进行。

1. 口对口急救步骤

（1）将婴幼儿的头部向后倾15°左右，以使其呼吸道畅通，检查喉内有无异物。

（2）用嘴盖在婴幼儿的嘴与鼻子上面，向里面轻轻吹气，速度为每3 s一次。每隔4次检查一下婴幼儿是否有了呼吸。吹到恢复呼吸为止。

如果是婴幼儿发生窒息，也按同样的方法向口中吹气。

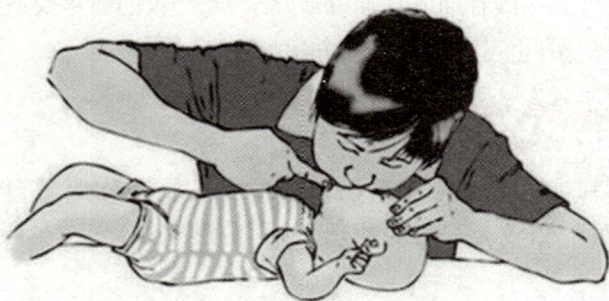

图8-6

2. 胸外心脏按压步骤

（1）救助2岁以下的婴幼儿时，用一只手垫着背部，支撑起婴幼儿的头颈，用另一只手的两个手指，按压胸骨下部的位置。每分钟100次，压下的深度为1.5～2.5 cm，1次呼吸配合

5 次压迫。

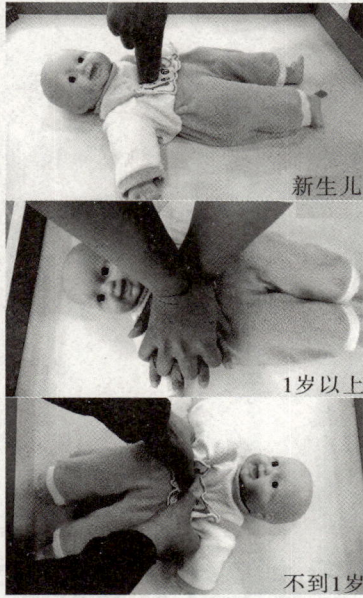

新生儿

1岁以上

不到1岁

图 8 - 7

（2）救助 2 岁以上婴幼儿时，将婴幼儿放置在一块平地上，一只手根部轻压胸骨下部。每分钟 100 次，压下的深度为 2.5～3.5 cm，1 次呼吸配合 5 次压迫。

💗 问题与思考

1. 如何预防婴幼儿意外伤害？
2. 简述婴幼儿意外伤害的急救措施。

第九章
婴幼儿早期教育方法

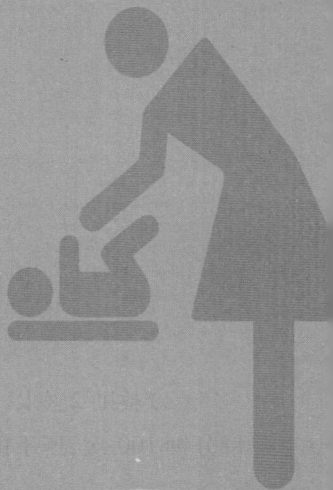

第一节
婴幼儿早期教育养育方法概述

一、婴幼儿养育方法概念

养育是对婴幼儿教育的一个专用的基本概念。养育涵括"养"和"育"两部分内容。养就是养护,如护养保健、母乳喂养、亲情呵护、辅食添加、果蔬汁饮用、充足睡眠以及疾病预防和安全保护等。育主要是指对婴幼儿智力与心理品质的培养,如四肢抚触、亲情与感知力的训练和良好行为习惯的培养等,使婴幼儿具有上佳的智力水平和健全的人格。

婴幼儿的养和育各有其相对独立性,但两者密不可分,互相渗透,养中有育、育中有养,养为基础。正确认识和把握养育概念,就可以科学地实施儿童早期教育,使婴幼儿的身心得以健康成长。

养育教育提倡顺应儿童天性,把教育寄于护养之中,以养为主,以导求进,以身心健康为基础,在生活和游戏中引导婴幼儿全面发展。对0~3岁的婴幼儿,要重视以家庭为主的家园教育。做好健康教育,强调家庭生活活动对引导对婴幼儿终身学习和发展的重要影响,倡导建立良好的亲子关系,创设温馨和谐的家庭环境,注重家长对孩子言传身教和潜移默化带来的影响。这一方法与学校教育方法截然不同,虽然"养育"与"教育"只有一字之差,但出发点和落脚点不同,不是一个模式,不可混为一谈。家长和护理人员也不能急于让宝宝掌握系统的学科知识,不能用奴役性的说教方法限制宝宝的自由和发展。这样会扼杀他们的想象力、好奇心和求知欲,对学习产生逆反心理,不利于孩子终身良好的学习习惯的养成。所以,要严防"拔苗助长",超前使用学校教育的一些方法对婴幼儿进行强化训练。

二、把爱的种子融入婴幼儿心中

在养育婴幼儿的整个过程中,父母和护理人员要将一颗爱心贯彻始终。可以这样说,没有爱心,就谈不上真正的养育,也就没有教育。因此,要学会懂得孩子的心理和感情,与孩子的心紧紧贴在一起;要相信每个孩子都有成才基因,只是需要成人用正确的方法去发现和引导;要明白每个孩子都有自己的个性特点和发展差异,在方法上要因人而异、因材施教。用大人对大人的方法,甚至于用打骂的方法强加于孩子,不是爱孩子。现在社会上蔓延的幼儿教育"小学化"和把幼儿送到"学前班"去提前教育的风气,表面上看是爱孩子"为了不让孩子输在起跑线上",实际上是在害孩子,严重违背了儿童的天性。这不但是错误的方法,也是非理性地剥夺了婴幼儿的快乐成长权的行为。

把爱比作一颗种子,这颗种子通过爱的行动和爱的教育,种到宝宝的心灵中,这颗种子在宝宝的心中以爱传爱,也会唤起宝宝的爱心,使宝宝也成为一个有爱心的人,长大以后爱祖国、爱父母、爱那些需要帮助的人。

三、婴幼儿身心健康养育常例

在前面的养育方法内涵中说,"以身心健康为基础",这也可以说是"身心健康第一"。因为这既是幼儿全面发展的基础,也是婴幼儿终身成长发展的基础。以身心健康为基础的养育是父母和护理人员的首要目标,这关系到婴幼儿一生自我发展的基础,任何时候都不可懈怠。这一阶段的养育要始终更多地注意婴幼儿的睡眠、饮食搭配、生活体验、正确的体态和情绪成长教育等,根据婴幼儿的喜好进行有趣的活动,帮助婴幼儿通过观察、感受和互动逐步建立起对外界环境的正确认知。

一般来说,父母和儿科护士应注意以下几点。

1. 科学安排好婴幼儿的饮食搭配

婴幼儿的饮食对身体健康成长至关重要,甚至会影响他的一生。婴儿断奶后,就要讲究饮食科学合理的搭配,做到营养均衡。日常的饮食总的来说是遵循从少到多、从细到粗、从稀到稠、从一种到多种的规律。具体方法可参阅本书第五章的具体介绍。

2. 帮助婴幼儿养成良好的睡眠习惯

(1)安定睡眠:1岁左右的婴幼儿睡眠比较浅,会经历反复醒来和睡着的过程。在短时间内教会婴幼儿安定下来睡觉,需要养成一个良好的睡前习惯。比如,通过讲故事或唱催眠曲,让婴幼儿尽快入睡。隔段时间,轻轻来看一次。遇到婴幼儿醒来的情形,要在身边哄他,这样婴幼儿会感到踏实。

注意事项:千万不要因为怕婴幼儿哭泣而不理睬他,虽然这时婴幼儿也会自己安静地睡去,但造成的紧张和压迫的情绪对其身心健康是极为不利的。

(2)安排午睡:1岁以后的幼儿已经形成了规律的作息时间,每天应有 12 ~ 14 h 睡眠。这就需要安排婴幼儿每天在午饭后睡个午觉,以 1 ~ 2 h 为宜。时间超过了,应及时叫醒幼儿,以免白天睡多了会影响夜晚的睡眠质量。

3. 积极培养婴幼儿的生活兴趣

不断培养幼儿的生活兴趣,"兴趣就是天才"。可见,兴趣在每个人的学习和成长过程中占有很重要的地位,是学习和生活的动力。要有意识地让幼儿参加与生活相联系的各种活动,如在种植园观察青菜生长,学会手持小水壶给各种小苗浇水,学习给金鱼、小虾换水等实践性的活动。在具体操作活动中,扩大他们的生活体验。在活动中激发宝宝的好奇心。婴幼儿的活动兴趣、劳作能力和好奇心交织在一起,会使他更加热爱生活,会使他的劳动能力和求知欲望得到充分发展和不断增强。

4. 引导婴幼儿自动养成健美体态

在日常生活中,就应以示范的方式,随时帮助婴幼儿养成良好的坐姿、站姿和走路姿势。

如果发现不良习惯,应及时纠正,鼓励进步,促使幼儿自觉养成健康体态,保持婴幼儿的健康、健美。要注意定期给婴幼儿做体检和接种疫苗。在这个阶段,还要精心养护,防止婴幼儿受到外来力量的损伤,造成意外的甚至不可挽回的肢体残疾。

5.培育婴幼儿积极健康的心态

培养婴幼儿健康乐观向上的心态同婴幼儿健康体格的发展一样重要,相辅相成。当婴幼儿还不会说话时,哭和笑是他们对外界的心理表达方式。笑是愉快的表现,护理人员要想办法让宝宝多展笑容。让宝宝从小多笑,促使他打开更多的心理空间,接受更多的外在信息,这才有利于培养宝宝良好的情绪和心态。当婴幼儿哭闹时,应该及时了解宝宝哭闹的原因,满足宝宝的不同要求,不要漠视宝宝的哭声。宝宝因受到漠视,会对周围的人和环境产生不安全感和厌恶情绪,直接影响其情感的健康发展。

在日常生活中,应注意培养婴幼儿用积极的情绪面对生活,这一步在宝宝的成长中尤为重要。如果婴幼儿做错事了,注意不能用大人的权势去苛刻批评和强制束缚,这样会对他们造成沉重的心理打击,让他们觉得更加委屈,进而增加叛逆心理。较为合适的方法是在理解和接纳婴幼儿行为的基础上给他们讲道理。比如说,告诉他们抢小朋友的玩具,别人会很难过的。通过健康心态的培养,婴幼儿自己会逐步合情合理地表达与人交往的意愿。

第二节
婴幼儿的潜能开发

前已述及,婴幼儿0~3岁的早期教育区别于幼儿园教育,更不是小学教育。依据教育部儿童学习和发展指南标准,要求尊重幼儿的学习方式和学习特点,这是一个普遍性原则,为我们提供了养育婴幼儿健康成长的科学的指导方针。

婴幼儿出生后,逐渐能够通过声音、外貌、气味等认识并记住熟悉的人物和事物,并且能够运用表情、声音、动作表达喜怒哀乐等情绪。身体发展方面表现为明显的大肢体动作,开始学会爬,并且越坐越稳,富有好奇心地乐于探索周围环境。在这个阶段,要把握好婴幼儿的学习方式的阶段性特点,把教育要求寄于护养之中,把教育内容同护养方法紧密地结合起来,尤其应重视婴幼儿学习品质,包括好奇心和求知欲的培养。

按美国哈佛大学加德纳教授的理论,人的潜能有八种,每个人的发展是不平衡的。本书选择对语言潜能开发、科技潜能开发、社会潜能开发和艺术潜能开发做一介绍。这些潜能开发在方法上和目标上是互相联系、互相配合的。

一、婴幼儿语言潜能开发

语言智能是人的基本智能。语言潜能开发是指婴幼儿适应环境、接纳信息、辨析判断和善于表达沟通的培育过程。新生儿从出生时,大脑的发育就基本完成。在接下来的婴幼儿成长的过程中,如果能给予丰富的培育环境,使其在语言学习和交流上获得各种有利机会,就能强化幼儿大脑语言中枢的心智功能。在增强婴幼儿语言潜能开发力方面,要经常地注意做好以下几件事情。

1. 重视在活动和游戏中开发语言潜能

活动和游戏是幼儿日常生活的主要内容,1～3岁是学习语言的黄金时期。要把握1～3岁幼儿的学习规律和特点,注意在其活动中利用一切有利机会开发语言潜能。在活动中,要多和幼儿说话,引导他们连贯、完整、清楚地说出句子,耐心地纠正其错误表达。可选择一些训练动作,如通过语言沟通教他们走、跑、跳等正确的方法,帮助纠正错误动作,在语言沟通中注意关键词的正确表述。可经常采用的如"追小球""小兔跳"等,促进幼儿钻、爬、平衡等动作的发展。儿歌、歌谣和讲故事能促进婴幼儿大脑语言中枢的发育,从而达到思维能力的扩展。可教幼儿唱些简单的歌谣,并参与他们自由的交谈。通过这样一些快乐的讲故事和游戏交流活动,能促进幼儿的语言潜能开发。

2. 在幼儿日常生活能力培养中学会语言表达

婴幼儿的生活视野在不断扩大,生活能力也在不断地提高。在此过程中,儿科护士要结合语言教育与开发,让婴幼儿学会语言表达。比如,父母和护理人员可以在照顾婴幼儿时,边做边解说,然后让孩子学着模仿着说(唱)。穿衣服时,可以向孩子讲述你们正在做的事:"现在,宝宝要穿裤子啦,先伸进左腿,然后再伸进右腿。"让宝宝学着说。当婴幼儿长大一些后,这样的解说可以更丰富一些。在婴幼儿还根本听不懂你说什么的时候,就应该抓住各种生活行为变化的机会引导他说话。要知道,这不仅仅是在教婴幼儿如何说话,更重要的是,你做出的这个榜样告诉了婴幼儿,说出自己的想法有多重要。

3. 不失时机地创造语言环境

环境创设要注意结合婴幼儿生长发育的实际情况。如1岁左右的婴幼儿安静时,可用轻柔、舒缓、清晰的声音对他们说话,具体内容可以是儿歌、诗词或安抚性的话语等。对2岁左右的幼儿,平时就可以多使用简单的汉字和英文词汇,并给出通俗易懂的解释。

学习语言的过程经历先模仿再富有创造性表达的阶段。比如,引导幼儿绘声绘色地描述事物,通过声音模仿和讲故事,提高婴幼儿的好奇心,刺激婴幼儿的语言中枢系统,促进婴幼儿模仿口型发出声音,学会用语言表达,这个过程需要从慢到快逐步进行。新生儿从最开始的咿咿呀呀到单音节的baba、mama,然后逐步运用词汇句子组合表达等,要抓住发展语言的关键时机,一个很重要的条件是父母和护理人员要有自觉地开发婴幼儿语言潜能的意识和知识。运用一切可以锻炼婴幼儿语言能力的条件来为他们创造语言环境,是婴幼儿语言潜能开发十分重要的条件。

二、婴幼儿科技潜能开发

科技潜能开发是指启发婴幼儿对客观事物发展规律认知能力的产生和发展。在现实生活中,随着婴幼儿脑组织结构趋于定型,婴幼儿与生俱来的天赋需要及时开发和引导,否则将会延误有利时机。一旦延误了大脑生长发育潜能开发的黄金期,就会增加将来成才的难度。由此可见,进行儿童早期科技潜能开发是至关重要的。科学技术潜能是最富于创造能力的,每个儿童的潜能都是无限的,科学潜能开发在于,用及时正确的方法结合婴幼儿生活实际进行引导。

1. 在游戏和生活中增长智慧

在婴幼儿的早期启蒙中,智力游戏是必不可少的,如拼图、脑筋急转弯、猜谜语、讲故事等趣味活动,给婴幼儿讲故事,让他们听完后说出故事的主要内容和情节变化。以图片为教具,先让婴幼儿看图片内容,再根据图片内容提问,利用问答的形式让他们练习。教他们说儿歌,选择一些易学易懂的儿歌让他们学说,运用讲解的方法帮助婴幼儿理解儿歌内容。在理解的基础上自然记忆,避免死记硬背。随着婴幼儿的成长,可逐步选择读些激发孩子科学探索精神的书籍,普及科学知识以利于促进婴幼儿的探求意识。

2. 做科学小实验,在观察思考中培育探索精神

小小发明家的游戏可以激发婴幼儿的创造力和对科学的探索精神。科学实验增强婴幼儿动手能力和思考能力,在游戏当中学到知识,培养动手能力。比如"静电的产生",让幼儿将小气球在头发上反复摩擦,然后将气球放在墙壁上,神奇的事情发生了:气球吸在了墙上。先让幼儿思考这是为什么,然后给出比喻性形象化解说,启发幼儿的探索兴趣。要注意,所选游戏内容应适合婴幼儿的年龄特点和身心发育特点。也可选择一些制作和创造类的智能玩具。智力游戏应本着益智、健体、安全的原则来开展。

3. 选择智力游戏,训练逻辑思维和求知欲

逻辑思维是孩子日后学习写作和数学的重要基础能力。3 岁以前开发婴幼儿的逻辑思维能力是很重要,可以通过简单的、愉快的数学运算游戏,将逻辑能力训练结合在小游戏中,便于婴幼儿愉快地学会。例如,摆跳棋棋子的游戏,让婴幼儿学习按照 6 种不同棋子的颜色分类。这个游戏既可以训练手指的精细动作,也可以训练逻辑思维能力。再如"苹果橘子找朋友,请你帮忙找一找"的游戏,让婴幼儿将苹果橘子这些水果按大小排序、分组,护理人员可问他们"哪个最大、哪个最小"。将水果按从大到小顺序排列好,将相同种类的水果分到一组。如果练习得好,可以增加水果的种类,这有利于更好地帮助婴幼儿在日常生活中练习逻辑能力。

三、婴幼儿社会活动潜能开发

社会活动潜能开发是指婴幼儿对社会生活、社会关系和人际关系的认知和适应能力的

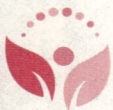

诱导与培养。其中,人际关系适应能力的开发在婴幼儿潜能开发中非常重要。3 岁之前是婴幼儿社会沟通能力启蒙培养的关键阶段,要重视在这一时期的正面引导。如果等生活习惯和价值观念形成后再进行纠正,就会非常困难了。还是要从生活中抓起,以引导方式潜移默化地影响他。

1. 支持引导婴幼儿积极与同龄伙伴交往玩耍

要创造条件让孩子接触其他小朋友,结识新朋友和联系好朋友,让孩子说出自己想要交往的小朋友,在可能的条件下尽量满足其与其他小朋友结交的要求,并给他指点采取什么方式、做什么活动等。有的家长与婴幼儿一同设计各种漂亮的小纸条,上面写有问候语、自我介绍、门牌号码或联系电话等,让孩子随身携带,在遇到自己感兴趣的小朋友时,亲手将小纸条交给他们。当然,选择小朋友时要注意安全,最好将范围控制在可照料范围内。比如,探亲访友或多让在附近居住的小伙伴与其一起玩耍,也支持互相到对方家中玩耍等。

2. 在交友和做客中学会初步的礼仪礼貌

要注意对婴幼儿在礼仪方面的培养,遇到朋友熟人,做客或串门,要让幼儿做简单的自我介绍,引导婴幼儿主动握握手,表示打招呼;拍拍手表示欢迎;挥挥手表示再见,从而培养对社会领域的认知和交往习惯。

婴幼儿要学到的许多本领和知识是在与其他小伙伴的交往过程中获得的。例如,学会与他人分享,尊重并体谅别人,对别人表现出微笑和友好的问候,高兴地拍手等,在快乐的交往中培养沟通与合作的能力。如果在交往过程中出现不愉快的场面,如抢夺玩具、大喊大闹、发脾气等,就会产生矛盾或引起同伴的反感。这时,要公平地引导幼儿平心静气地想想自己有没有不对的地方,诱导其调整自己的心态和行为,改变不友好的表现,来获得同伴的欢迎。

3. 积极构建有利婴幼儿成长的和谐家园

在早期启蒙时期,良好的家庭氛围是极为重要的环境条件。这与婴幼儿的健康成长,包括婴幼儿智慧潜能开发以及良好个性品质的养成都是密不可分的。所以,父母及护理人员要十分重视构建和谐幸福的家庭环境。可以想象,一个生活在父母经常吵架的家庭中的幼儿他的心理感受是怎样的,怎么可能健康快乐地成长? 对婴幼儿的观察研究表明,父母和护理人员参与婴幼儿的活动和关爱互动,会让婴幼儿在心理上获得更多的兴奋、开心和满足,从而使婴幼儿的性格更加活泼开朗。

四、婴幼儿艺术潜能开发

艺术潜能开发是指婴幼儿艺术审美、鉴赏、多种艺术形式爱好的开发过程。艺术教育是素质教育的一个重要组成部分。艺术教育是通过艺术审美活动,培养幼儿感受、理解、表现、鉴赏、创造美的能力,陶冶情操,促进其自身各种艺术素养的全面发展。所以,婴幼儿艺术潜能开发既是幼儿素质教育的组成部分,又是艺术教育的启蒙阶段。

1. 在日常游戏和活动中培养对艺术的乐趣

在日常生活中，利用现有艺术资源，做简单的小游戏，培养幼儿对艺术的兴趣。比如"瓜子交响乐"小游戏，可以试着让孩子用手或小勺将瓜子等小物品慢慢地放入透明窄口小罐子中。通过这样的练习，不仅可以训练孩子手眼协调的能力，对于发展肢体触觉方面也相当有帮助。放入少许的瓜子后，护理人员可以协助孩子旋好盖子，和孩子一起有节奏地摇动瓶子，并试着打拍子，让孩子跟着边做边观察。此时，也可以播放很有节奏的音乐，让孩子一边唱一边跟着打拍子，增强孩子的节奏感，提升音乐智能。

做小游戏能帮助婴幼儿认知周围环境。可以选用日常生活中容易找到又安全的道具，如瓜子、PC 材质窄口小罐子。实践证明，"瓜子交响乐"是适宜 2 岁以下婴幼儿做的小游戏。

2. 在听音乐、画画等活动中启发宝宝对艺术的敏感力和想象力

让婴幼儿平时多听听他们喜欢的音乐和看看图画，这能很自然地启发他们对艺术的亲和力与想象力。让婴幼儿将瓜子壳或糖果包装纸用胶水随自己的喜好、想象粘贴在画纸上，然后再用水彩加入自己喜欢的色彩，完成属于自己的创意艺术画，这是相当有趣的活动。透过视觉的创意活动，最能开发婴幼儿的空间智能。因此，只要给他们创设一些机会，他们的想象力就会无限奔驰。

3. 注意在艺术性活动中发现幼儿的兴趣和天赋

每个孩子都是天才宝宝，父母和护士要善于发现和引导，培育婴幼儿自身多样化、智能的发展。但每个孩子智能的发展是不平衡的，这就要求父母和护士在与婴幼儿共同的生活和活动中，留心发现他们的爱好和优势，为婴幼儿的成长提供多种选择。著名物理学家居里夫人对此做出了榜样，居里夫人有两个女儿，大女儿伊雷娜和小女儿艾芙。当伊雷娜和艾芙还在幼年时期，她发现两个女儿的兴趣差别很大：大女儿伊雷娜和妈妈的兴趣一致，喜欢做实验，善于研究自然科学；而小女儿艾芙性格活跃，充满幻想，擅长形象思维，她的天赋不是自然科学而是文艺。于是，居里夫人支持两个女儿按照各自的兴趣爱好和优势发展自己，选择适合她们各自的发展道路。后来，大女儿伊雷娜于 1939 年荣获诺贝尔化学奖，小女儿艾芙成为杰出的音乐教育家和传记作家。

第三节
在潜移默化中培养优良品格

一、尊敬父母和长辈品格的养成

1. 从小建立良好的亲子关系

亲子关系是指父母与未成年子女的关系。通俗地说，子女出生之后要依赖父母养育，这

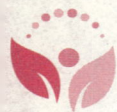

是每个人来到世间的第一个人际关系,它对每个儿童的身心健康和成长发展都是十分重要的。良好的亲子关系应是双向的,是父母和子女相互作用的结果。从父母来说,应注意以下几点。

(1)要关心孩子,与孩子保持沟通,给孩子表达情绪的机会。

(2)对孩子的正向发展,要热情鼓励和欣赏,这有利于孩子保持积极乐观的情绪,也是父母向孩子表达爱的方式之一。

(3)合理地有分寸地要求孩子,让孩子能经常品尝成功的喜悦,避免自卑,重视建立孩子的自信。

(4)给孩子的承诺要兑现,不说空话,保持孩子对父母的信任。

(5)在潜移默化中精心培育孩子的爱心和感恩之心。

2. 尊敬长辈,恭敬礼貌

要引导婴幼儿见到长辈主动打招呼,学会使用尊称和礼貌用语。教会婴幼儿根据长辈的不同,来称呼"叔叔""阿姨""爷爷""奶奶"等。要学会尊重长辈,懂得长幼有序。要教会幼儿懂得在生活中尽量让长辈高兴,发现长辈心情不好时,要主动去说安慰的话。

听从长辈教导要虚心,长辈批评时不顶撞、不任性。护士要对幼儿的不礼貌表现进行引导,批评要注意方式,不要讽刺挖苦孩子。平时,主要靠大人以身垂范。

不能迁就幼儿向长者耍横,也不能什么都依着他,让孩子学会节制欲望,遇事要养成从对方考虑得失的习惯。如果在这方面对幼儿失去引导,长大后很难做到孝敬父母,很难做到与朋友、同事长期和谐相处,很难融于集体中。

3. 礼让和尊重他人

除了养成尊敬长辈的品格外,对朋友、对伙伴也要相互尊重,平等友爱。在日常生活中,要教会婴幼儿乐于与人分享快乐,尊重关心他人,而且要诚实待人,有责任心。

中国自古就有孔融让梨的故事。在现代生活中,应继承发扬中华民族的优良美德,教会幼儿养成礼让和尊重他人的品格,与他人平等和谐相处。家庭是让幼儿学会分享、礼让的大本营。重视家园共育,从家庭教育入手,是培养儿童优良品格的首要条件。在家庭日常生活中,在和别的小朋友交往中,都应有分享的理念。家里有好食物,要先给长辈,再大家分享。与小朋友在一起玩,玩具和食物都一人一份,养成"不是专属我一个人"的观念。要引导幼儿将他的食物和玩具分给家人或别的小朋友。要让幼儿知道,分享食物或玩具会让大家都快乐。长此以往,幼儿会明白,与他人分享食物和玩具是一件快乐的事情。

在生活中或参与活动中,只要有可利用的机会,就要引导幼儿形成正确的道德观念,训练良好的道德情感和行为。婴幼儿良好的行为习惯和道德品质的形成虽不是朝夕之功,但只要认定目标,从点点滴滴做起,就一定会培养出一个好孩子来。

二、分辨是非、敬善痛恶品格的养成

1. 父母和长辈的榜样是第一位的

幼儿在 3 岁以前判断是非是比较困难的,因为这个阶段的孩子心理发育水平有限,还不能非常清晰地理解判断事物的好坏曲直。幼儿的道德观念是在这个阶段逐渐产生的,随着社会交往的逐渐增加,从外界学来后逐渐内化成自己的道德标准。3 岁左右的孩子判断事物是非的标准仍是以长辈对此事物的态度、情绪、情感来作为自己判定的参照物。因此,在这个阶段开始营造分辨是非的良好氛围是至关重要的。

在我们给孩子进行教育和护养时,要做到身教重于言教。必须注重大人的一言一行,给孩子树立良好的榜样。要帮助孩子建立起正确判断是非的观念,就要在平时生活中培养判断事物好坏标准的习惯。自然也要注意不要把大人错误的观念强行施加给幼儿,使得幼儿失去判断是非的能力,带来不可挽回的不良后果。

2. 要理性地引导幼儿建立是非观念

父母对孩子的行为表现,不能纯感情用事。在平时生活中,要培养幼儿的是非观念,处事都要有理性分析。例如,在一般情况下,不要轻易地对幼儿的无理哭闹快速做出安抚、呵护或训斥的反应。可以让孩子自己慢慢停下来,再进行理性引导。遇事首先要让孩子明白,怎样对待才是好孩子。其次,当他们很乖的时候,要用夸奖的语气赞扬他,用逗笑或抱着走动等方式来鼓励他。当他们不乖时,注意不要轻易地迁就他,必要时还可以用否定的语言,甚至拍拍小屁股来批评、警示他,避免幼儿养成任性的毛病。

三、言行一致、诚实守信品格的养成

护士要学会在日常活动中培养幼儿语言和行为一致,做不撒谎的诚实的好孩子。有严重不诚实行为的幼儿,心理是不健康的,人格也是不健全的,要善于及时引导。必须将培养幼儿的诚实性格作为维护孩子身心健康的重要任务。

要运用使幼儿容易明白的方式方法指导他们。下面,介绍一些教子诚信比较成熟的经验和做法。

1. 从小多给孩子讲诚信故事

给幼儿多讲诚信故事,让孩子明白言行一致、诚实守信非常要紧。例如,讲《狼来了的故事》:从前,有个放羊娃。有一天,他觉得十分无聊,就想了一个捉弄大家让自己开心的主意。他向正在山下种田的农夫大喊:"狼来了!狼来了!救命啊!"农夫们听到喊声,急忙拿着锄头镰刀往山上跑。他们边跑边喊:"不要怕,孩子!我们来帮你打恶狼!"农夫们气喘吁吁地赶到山上一看,连狼的影子也没有。放羊娃却哈哈大笑:"真有意思,你们上当了!"农夫们生气地走了。第二天,放羊娃故技重演,善良的农夫们又冲上山来帮他打狼,可还是没见狼的影子。农夫们对放羊娃连续说谎十分生气。过了几天,狼真的来了。放羊娃怕极了,拼命地向农夫们喊:"快救命啊! 狼来了! 狼真的来了! 救命啊!"但农夫们再也不相信他的话了,大家都不理睬他,没人再上山帮他。结果,放羊娃的许多羊被狼咬死了,放羊娃自己也被狼咬伤了。

这个故事让幼儿领会到,说谎是一种很不好的行为。不能通过说谎话来达到自己的目的。这既不尊重别人,也损害自己。

2. 让孩子诚信最重要的方法是言传身教

父母和护士与幼儿一起生活,交往中要信守承诺,在诚信交往过程中培养孩子诚实守信的品质。例如,爸爸答应孩子哪天买一个书包送给他,到了那天,爸爸真的买来了,妈妈就要让孩子谢谢爸爸。孩子承诺 3 天后要画一幅画送给爸爸,如果他没失言,真的画了画送给爸爸,孩子信守承诺,爸爸就应有所表示,给予郑重的表扬。久而久之,就会养成诚实守信的品德和习惯。

3. 教幼儿读些诚实守信的格言

人们在长期的生活实践中,总结出许多脍炙人口的诚信格言。这些格言概括准确,含义深刻,具有很好的教育作用。要选一些教孩子朗读背诵,并对其讲解。下面这些格言就很有教育意义:

一言既出,驷马难追。——中国俗语

言必信,行必果。——子路

精诚所至,金石为开。——王充

如果要别人诚信,首先要自己诚信。——[英]莎士比亚

第四节
在循循善诱中培养良好行为习惯

一、良好行为习惯养成简述

对一个人来说,行为习惯是多方面的。对婴幼儿来说,这里说的行为习惯主要是指生活习惯、卫生习惯以及劳动习惯。婴幼儿良好行为习惯的培养对于他一生的身心健康与事业成败都是非常重要的,必须从小养成。关于其重要性,本书第六章已有详细论说。培养婴幼儿良好行为习惯,要根据他的生理、心理的生长阶段和情况来进行,主要是结合他的日常生活的实际,耐心地、循循善诱地引导和养成。

二、良好生活、卫生习惯的养成

1. 良好生活习惯的养成

良好生活习惯的养成是贯穿于日常生活中,日复一日、年复一年地在潜移默化的家庭教育中实现的。首先是生活规律化的养成。例如,按时睡觉、按时起床、定时吃饭,做事、玩耍和锻炼身体都有规律地安排等。其次是生活有度。例如,吃饭不挑食、不偏食,不暴饮暴食,不铺张浪费,节约用水。这些事情都要掌握好度。在待人接物方面,见客人主动问好,礼貌待人,不随便打断他人讲话。敢作敢当,知错就改。自己的事情自己做,大家的事情主动做。跟别人说话要认真听,积极沟通和回答问题等。在公共道德习惯方面,如不乱扔垃圾,公共场合不大声喧哗,咳嗽打喷嚏有讲究,尊重老人,不打人骂人,文明礼让,遵守公共秩序等。

2. 良好卫生习惯的养成

培养孩子养成良好的卫生习惯是一件长期而细致的工作,一定要从小抓起。孩子养成卫生习惯,首先大人要做到。大人要注意以身作则,讲究卫生,并从生活小事做起,将卫生观念融入幼儿生活的各个方面,一点一滴地去做。例如,定时洗澡,如果允许幼儿有时不洗澡,他就会认为可洗可不洗,当你再让他洗澡时,他就会表现出不乐意或有抵触情绪。大人可以和幼儿一起设计一个生活作息表,将卫生要求纳入其中。常识性的卫生规则要让孩子遵守。例如,病从口入,饭前便后要洗手,吃水果要洗净,早晚刷牙,服装保持整洁。在制定这些卫生规则的时候,一定要向幼儿说明这些规则的意义,可将这些规则贴在醒目之处,时时提醒他们去遵守。

严格要求,持之以恒,防止敷衍了事。如果纵容下去,必然会使幼儿马马虎虎、随随便便,从而形成不讲卫生的不良习惯。父母和护士要注意亲自带、手把手教、边做边说,以自身的实际行动和循循善诱来感染和影响孩子。

三、良好劳动、节俭习惯的养成

1. 良好劳动习惯的养成

学会劳动,养成热爱劳动的习惯是人的生活的第一需要。与良好生活品质习惯的养成一样,良好劳动习惯的养成也要从小抓起,持之以恒。要尽早让婴幼儿学做一些力所能及的简单家务劳动,比如自己穿衣、铺床、吃饭、洗手帕和袜子,帮爸爸妈妈擦桌子、分碗筷等。一般婴幼儿自己做事情的欲望是强烈的,要注意给他们提供机会,同时告诉他们什么是危险的。事情做完做好,要给予表扬和鼓励,让婴幼儿体会到劳动成功的喜悦。通过劳动和做事情,可以培养婴幼儿热爱劳动的优良品格,养成吃苦耐劳、艰苦朴素的优良品质,也有助于劳动能力的培养。

2. 良好节俭习惯的养成

要培养孩子从小养成节俭为荣、浪费可耻的生活态度。0～3岁的婴幼儿就要养成爱惜

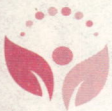

玩具、图书和其他物品的习惯。通过游戏"图书真好看""图书是我的好朋友",教育幼儿爱惜小人书,保持整洁,看完书要送回原处。还可以通过游戏"送玩具回家",教育婴幼儿爱惜玩具,要轻拿轻放,玩玩具时不乱扔玩具,不摔玩具,有始有终,玩完后要把玩具送回原位。

吃饭时,要引导孩子不浪费饭菜,要让他们懂得"谁知盘中餐,粒粒皆辛苦"的道理。还要特别重视节约用水,让婴幼儿知道人类与动植物的生存都离不开水,而我们国家水资源紧缺,所以人人都要节约用水,小朋友要从我做起,养成节约用水的好习惯。要把大手大脚地浪费水看成是一种可耻行为。要使婴幼儿把勤俭节约与热爱劳动结合起来,在日常的生活中养成良好的习惯。

💟 问题与思考

婴幼儿的优良品格是怎样养成的? 试举例说明。

第十章
婴幼儿生活环境创设

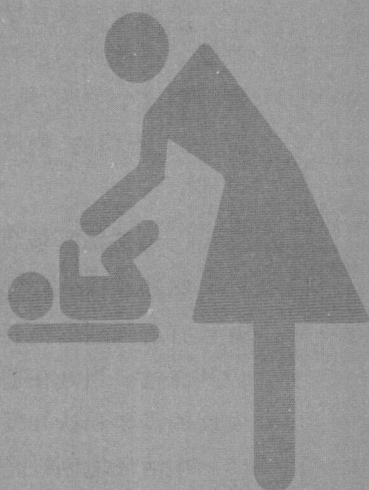

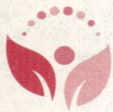

第一节
生活环境创设概述

一、生活环境创设概念

美国著名教育学家杜威说过:"要想改变一个人,必须先改变环境;环境改变了,人也就改变了。"因此,儿科护士在为婴幼儿创设生活环境时,应该紧紧围绕有利于培养婴幼儿的良好习惯这个主题,精心设计、大胆尝试,可以从不同的方面着手,为婴幼儿创建一个自然的、宽松的、温馨的、积极的生活氛围,让婴幼儿在潜移默化的环境中接受熏陶,养成良好的生活习惯。

(一)生活环境创设的内涵

婴幼儿情绪发展的明显特征是易变性和易感性,他们的情绪外露,容易受环境的影响,并且有着强烈的情感依靠。环境是婴幼儿情感上可以依赖的对象,环境对他们发展的影响极其深远。当处在适宜的环境中,婴幼儿能积极主动地参与游戏,满足其情感的需要、动作发展的需要和认知发展的需要,这对婴幼儿一生的发展起着至关重要的作用。

生活环境创设是指对婴幼儿所生活的物质环境、精神环境进行加工、创造、再造等,以使其能够促进婴幼儿的健康成长和发展。一个好的环境创设是一种隐形的力量,它在婴幼儿的个性发展、智力开发等方面发挥着独特的作用。

(二)儿科护士在生活环境创设中的地位

首先应该明确儿科护士不是家长,在生活环境创设过程中,儿科护士无法代替家长,应该充分考虑家长的意见和需要,扮演家长育儿的得力助手的角色。其次,儿科护士并不是家政服务人员,他们是经过专业学习和严格训练的,掌握了一定的教育理论与实践经验,在生活环境创设中,应该给家长科学有效的建议、参谋和积极协助,携手共同为宝宝创设更加适宜生活的环境。

二、生活环境创设的内容

瑞典教育家爱伦·凯指出,家庭不仅应该是幼儿"肉体"的家庭,而且也应该是幼儿"灵魂"的家庭。婴幼儿一直都生活在家庭环境当中,无论物质环境还是精神环境,都是环境创设的重要内容。为了能更加清楚地理解环境创设的内容,本节通过不同的划分方式来介绍生活环境创设的内容。

(一)按照环境的不同层次划分

按照环境层次的不同来划分,生活环境创设的内容可分为生活设施创设、生活空间创设和生活材料创设。

1. 生活设施的创设

儿科护士要教会家长为婴幼儿营造一个、安静、安全、清洁、温馨的家庭环境,提供安全、方便、易消毒的生活设施,从而保障婴幼儿的身心健康、和谐地发展。

生活设施包含了婴幼儿生活中所接触到的所有物品。具体来说,从生活起居设施(床、桌椅、碗筷)到文体玩具(积木、电子玩具、智力玩具),都要保证是安全、卫生、无毒无害的。在使用的过程中,要定期为生活设施进行消毒。同时,这些生活设施应该符合婴幼儿的年龄特点。婴幼儿的年龄较小,应该使用材质柔软、细腻,颜色柔和,体积、高度适中的生活设施。现在的市面上有专门为婴幼儿设计的专用餐桌、餐具,有条件的家庭,可以建议并帮助家长选择婴幼儿专用的睡床、沙发、桌椅等。

2. 生活空间的创设

一般的家庭环境创设并不能充分地为婴幼儿的需要考虑,有条件的家长会专门为婴幼儿布置一间婴儿房。应告知家长婴幼儿的需求,为他们充分考虑,尽可能为婴幼儿创设活动宽松的生活空间。

在条件允许的情况下,应注意婴幼儿所用物品摆放的空间位置、高低,要方便拿取。例如,1 岁左右的婴幼儿正处于爬行阶段,他们所用的物品应尽量摆放得低一些,这样他们可以通过爬的方式伸手拿到自己所需的物品。随着年龄的增长与身体的成长,婴幼儿会走路以后可以把常用的物品摆放得高一些,方便他们站立的时候伸手就能拿得到。

婴幼儿刚刚学会走路时,通常会有莽撞、方向性差、稳定性差等表现。应该为学步儿创设一个平坦的、开阔的、无棱角的环境,同时提供一些适合学步儿学步时手扶的物品,以保证他们的安全。

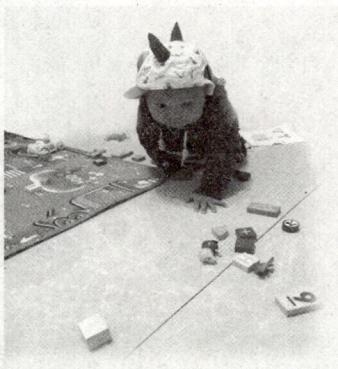

图 10 - 1

1 岁后,他们逐渐长大到会走路、会跑。这个时候,就需要更大的空间了。应该为爬行和学步期的幼儿准备爬行垫,这种爬行垫可以保护他们的肘部和膝盖不受坚硬地面的损伤。这样一来,既可以保护婴幼儿的身体健康,又可以做到寓教于乐。市场上有一些地垫还带有教育功能,如识拼音、人物、动物等。

3. 生活材料的创设

美国教育家杜威认为:"生活即教育。"对于儿童来说,生活中能接触到的所有物品都是教育材料。可以借助生活中的真实物品,挖掘其蕴含的多种教育价值,让婴幼儿在摆弄、操作的过程中获得许多感官活动的经验。

生活材料对婴幼儿的成长至关重要,内容丰富的、有价值的材料可以促进他每个感官的平

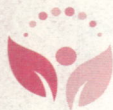

衡发展。加德纳的多元智能理论(见表 10 - 1)认为,个体身上存在着相对独立又相互关联的八种智能。可参照八个智能发展的需要适时地为婴幼儿提供一些内容丰富的生活材料。

表 10 - 1　加德纳多元智能理论

语言—言语智能	听、说、读和写的能力,表现为个人能够顺利而高效地利用语言述事件、表达思想并与人交流的能力
音乐—节奏智能	感受、辨别、记忆、改变和表达音乐的能力,表现为个人对音乐包括节奏、音调、音色和旋律的敏感以及通过演奏和歌唱等表达音乐的能力
逻辑—数理智能	运算和推理的能力,表现为对事物间各种关系如类比、对比、因果和逻辑等关系的敏感以及通过数理运算和逻辑推理等进行思维的能力
视觉—空间智能	感受、辨别、记忆和改变物体的空间关系并借此表达思想和感情的能力,表现为对线条、结构、色彩和空间关系的敏感以及通过平面图形和立体造型将它们表现出来的能力
身体—动觉智能	运用四肢和躯干的能力,表现为能够较好地控制自己的身体,对事件能够做出恰当的身体反应以及善于利用身体语言来表达自己的思想和情感的能力
自知—自省智能	认识、洞察和反省自身的能力,表现为能够正确地意识和评价自身的情绪、动机、欲望、个性、意志,并在正确的自我意识和自我评价的基础上形成自尊、自律和自制的能力
交往—交流智能	与人相处和交往的能力,表现为觉察、体验他人的情绪、情感和意图并以此做出适宜反应的能力
自然—观察智能	个体辨别环境(不仅是自然环境,也包括人造环境)的特征并加以分类和利用的能力

(二)按照不同的环境功能划分

按照不同的环境创设功能,可以把环境创设分为角色扮演环境创设、表演环境创设、语言活动环境创设、科学活动环境创设和美工活动环境创设等。

1.角色扮演环境创设

角色的环境创设应尽可能是实际生活的缩影,婴幼儿可以在角色环境中扮演自己任何想要成为的角色。无论是在家庭中还是在幼儿园中,角色环境都是最受欢迎的,其主要内容就是孩子们最喜欢的娃娃家。0~3 岁的婴幼儿绝大多数时间都是在家庭中度过的,他们从出生就会对家充满亲切感和安全感。因此,婴幼儿在娃娃家中可以体验亲情,完全放松自己,扮演自己喜欢的角色,有满足感。娃娃家的布置应充满童趣且贴近家庭。在角色扮演区中,用小屏风或窗帘、纸板等分隔成"客厅""厨房""卧室",以便开展活动。"卧室"摆放"床""家具","客厅"摆放"沙发""茶几","厨房"摆放"炊具"等。

除了娃娃家以外,如理发店、建筑工地、商场、超市、车站、医院等也是婴幼儿感兴趣的内容。

2. 表演活动环境创设

表演环境应提供给婴幼儿各式各样的表演道具,如头饰、民族舞蹈服、打击乐器等。表演区中比较常见的环境创设内容有音乐表演、故事表演、木偶剧表演、时装表演等。音乐表演中活动需要用到打击乐器种类有许多,制作材料有木质、塑料、铁质、竹制等,它们可以发出不同的音色供婴幼儿感受。儿科护士可以向家长建议为婴幼儿购买或与他们共同自制乐器,自制乐器既经济实惠,又能满足婴幼儿动手操作的需要。

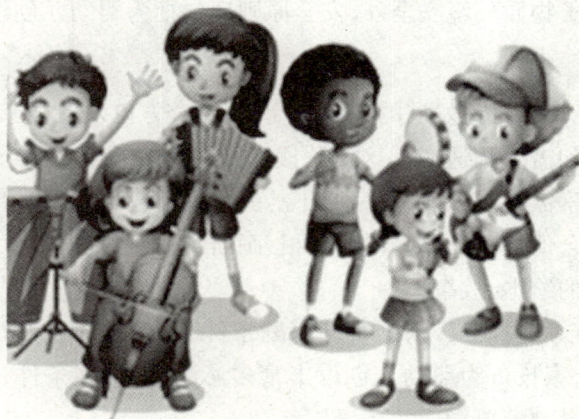

图 10 - 2

3. 语言活动环境创设

为了能促进婴幼儿语言的发展,在创设环境时应该为婴幼儿准备一些阅读的书籍、录音机、磁带、光盘、纸、笔等,可以通过提供材料让婴幼儿在语言环境中获得语言能力的发展。一个好的语言环境能够激发婴幼儿阅读的兴趣,养成阅读的好习惯。皮亚杰认为:"幼儿的发展是在主客体的交互作用中获得的。"婴幼儿的语言也是在与环境的交互作用中而发展起来的。

4. 科学活动环境创设

从出生开始,婴幼儿就对一切事物充满了好奇心与探索的欲望。就是这样的一种精神驱使着他们不断地认识、接触新鲜事物,不断地进步。科学区角的空间不要求过大,通常利用角落、窗台就可以开辟一块小的科学环境。例如,自然科学角可为幼儿提供动物的饲养、植物栽培、了解空气流动与水变化的实验材料、人体解剖图等。

5. 美工活动环境创设

孩子是天生的艺术家,他们拥有无限的创造性与想象力。应该尽量为他们创设内容丰富的美工环境,为他们提供各种材料,如画笔、纸张、颜料、刀具、印章、泥塑等。

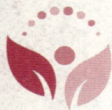

三、生活环境创设的原则

(一)安全性原则

安全是护养婴幼儿的首要原则,任何护养工作都应该在确保安全的前提下进行。

婴幼儿年龄较小,生活能力和自我保护能力比较差。因此,对他们生活环境的创设必须注意安全原则。只有在安全的环境下,婴幼儿的健康才能得到保障。要保证家庭中的每个角落、每个房间都在成人的视线以内,所提供的家具、玩具等材料都应是无毒、无棱角的,以确保婴幼儿安全。除了物质环境安全外,安全原则还包括为婴幼儿创设安全的心理环境。

(二)适宜性原则

婴幼儿处于身体、智力迅速发展的关键时期,需要全方位发展。家庭中环境创设应与婴幼儿的身心发展特点和需要相适应。这个阶段的孩子有着独特的年龄特点,往往具备极强的好奇心和强烈的探索欲望。一般说来,此年龄的婴幼儿已经有了汲取知识的欲望。所以,环境中应该有一些适合他们阅读的简单的画报、画册。对于年龄稍大的幼儿,可以给他们提供带有简单文字提示的绘本、故事书。

另外,应因地制宜、因时制宜,根据不同家庭条件和家长的需求做出适宜性调整。在条件比较优越的家庭中,家长可为婴幼儿创设丰富多彩的环境;在条件一般的家庭中,家长可利用一些现有的资源自制简单舒适的环境。

(三)发展性原则

婴幼儿年龄较小,不需要过于复杂、丰富的环境。但是,也应为婴幼儿创设一个具有发展性的环境。

发展性原则是指使婴幼儿得到可持续的、全面的发展,即道德、智力、体力、意志、情感等方面的均衡发展。也就是说,环境的创设不仅仅涉及一个阶段、一个方面,还应该满足婴幼儿不同阶段、多方面发展的需要。例如,为提高婴幼儿的动手能力,在环境布置上,可设置难易程度不同的材料,如"小火车""穿线板""编辫子"等,以满足不同年龄阶段幼儿的需求,使幼儿在操作的过程中提高动手能力。同时,发展性原则还要求精神环境是宽松、自由、和谐的,物质环境是多样且安全的。只有这样,婴幼儿才能在环境中充分表现自己,根据自己的爱好与需要轻松愉悦地进行各种活动,在与环境的相互作用中实现自己的发展。

(四)经济性原则

经济性原则是指创设环境应考虑自身的经济条件,尽量以最低的成本创设出具有较高教育价值的环境。

其实,在环境创设中有很多可利用的材料,如空的饮料瓶可以用来做打击乐器或装上不同颜色的水来认识颜色,化妆品瓶可以摆在"小超市"做商品,牛奶盒可以做砖块,纸箱可以做冰箱、电视、洗衣机等家电。只要用心留意生活中的点滴,生活中这些常见的物品都可以应用到环境的创设中。

第二节
生活环境创设方法

无论是在家庭中还是在幼儿园中,环境的创设都是幼儿教育的重点内容。有教育价值的环境都可以成为早期教育的得力助手,在日常教育教学中起到事半功倍的效果。儿科护士可以教会家长根据幼儿的不同年龄、发展需要,从不同角度为他选择不同程度的环境创设方法和内容。

一、大动作技能开发环境创设

大动作技能开发的含义:大动作活动是指涉及全部或局部大肌肉动作的姿势及活动,包括爬、站、走、跑、跳等动作。大动作技能是婴幼儿身体成长、智力发展、人格成长最基本的重要途径。

通过运动,可使个体各个相互关联的部位神经联系更加丰富、更加精确。大动作技能的训练能增强婴幼儿的体质和体能,如抬头、翻身等动作可提高他们动作的准确性、灵活性、协调性等,有利于提高婴幼儿良好的个性发展、毅力、胆量、自信心,提高他们与同伴交往的能力,促进其更快地从自然属性走向社会属性。

大动作技能的开发需要具备成熟的中枢及脊椎神经系统;关节活动能力强,能控制肌肉的张力;周围环境赋予了较多的刺激及学习机会等。为更好地发展婴幼儿的大动作技能,根据大动作技能的发展顺序(见表10-2),应该创设一个合适的环境。

表10-2　婴幼儿大动作技能动作发展

时间	动作发展
新生儿	踏步反射
2~3个月	当扶至立位时,髋、膝关节弯曲
6个月	呈立位时,两下肢可支撑其体重
7个月	扶站时,婴儿能高兴地进行蹦跳
9个月	可扶站
10~11个月	可扶栏独脚站立,或作蟹行
12~15个月	站立、独立走等动作
16~18个月	攀登、掌握平衡等动作
19~23个月	稳步行走、跑步、攀登楼梯等动作
24~25个月	单脚站立
32~33个月	单脚跳跃
36~37个月	翻滚、走平衡木、抛物、接物、旋转等动作

预备姿势：让婴儿面对面站在妈妈面前，让妈妈用双手扶住婴儿腋下。

（1）妈妈稍用力将婴儿托起离开床面，让小儿足尖着地，轻轻在场上做跳跃动作。

（2）还原至站立动作。

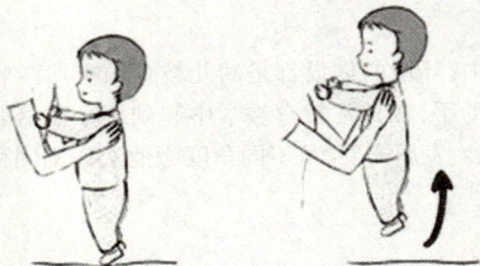

每个动作两个节拍，一共两个八拍：

1、2、3、4、5、6、7、8，

2、2、3、4、5、6、7、8。

图 10 - 3

在家庭环境中，可为婴幼儿提供发展大动作的游戏材料，如攀爬与滑行玩具、用于翻滚的垫子、不同大小的球。同时，在家居环境中应为婴幼儿创设安全的环境，如：搬开带有玻璃的家具或者在桌角套上保护套；除去桌子上的台布，防止学步婴儿去拽台布而跌倒；把所有可能被宝宝拿到的危险物品收起来，使用安全电源插座，在不用的时候给插座安装防护套。

在为大动作技能开发创设环境时，可以依照爬、跑、跳、走这几个方面来进行环境创设。3 岁以前的婴幼儿都喜欢各种各样的攀爬活动，根据幼儿的年龄，可为其提供一些练习攀爬的设施，如攀登架、梯子、攀爬梯、滑梯等。这些设施可以设置在室内，也可以设置在室外。至于走、跑和跳动作，则可创设一些吸引幼儿的环境。下面，介绍几种可在家庭中就可以进行的游戏。

附例：大动作技能开发游戏

枕头路

在室内用枕头和软垫铺出一条路，围着房间让路弯弯曲曲，成人可以鼓励幼儿沿着小路爬或走完路线。这条路弯曲不平，成人一定要抓住幼儿的手，并脱掉鞋袜，以确保完全。在游戏过程中，幼儿一旦步子稳了，应放手让他们自己沿枕头走动。为进一步增强游戏的趣味性，成人可以设置不同高度、质地、颜色的枕头路，让游戏变得有趣。

摘苹果

成人在客厅的一端牵一根线，在线上挂一串剪成苹果形状的纸条，高度正好让幼儿能摘到。给幼儿一个小桶，让他提着小桶去摘苹果，摘了就送给成人，以增强幼儿的大肌肉的协调性。成人也可以与幼儿一起游戏，比一比看谁摘的苹果多。

追人游戏

让幼儿与成人一起玩"你来追我"的游戏，这个游戏可以全面地训练幼儿的运动能力，练习行走自如、跑、跳以及长距离运动，从而促进他的运动发展。

二、精细动作技能开发环境创设

精细动作开发的含义：精细动作技能主要是指幼儿运用他的手指、手腕及协调双手来进行活动，如捏、夹、扣等。婴幼可以通过动手，认识到物品的特质，如颜色、大小、重量、质地。这种小肌肉的运动技巧可以增强他们学习的成就感。同时，精细动作的发展也是幼儿整体发展的一部分，精细动作的发展与整体发展相互促进、相辅相成。通过手指的运动，可以刺激大脑区域；而通过大脑的思考和眼睛的观察，可以不断地改善手指动作的精细化程度。脑、眼、手的协调配合能够最大限度地促进婴幼儿的智力发展。所以，应该多给婴幼儿提供动手的机会。

婴幼儿精细动作的发展需要中枢神经系统的支持；需要发展触觉、本体感觉及视觉；需要提高双手的肌肉力量、行动计划的能力；需要适当的活动条件和环境。可以参照表 11 - 3 中婴幼儿精细动作发展的规律，为他们创设有意义的环境。

表 10 - 3　婴幼儿精细动作发展

时间	动作发展
新生儿	双手紧握住拳头
2～3 个月	伸手
4 个月	被动握持
5 个月	抓不准、伸手去满把抓物
6 个月	双手握积木
7 个月	倒手
9 个月	拇指、食指、中指捏
10 个月	食指扣、按、抠，盖瓶盖

通过锻炼手部精细动作技能的灵巧性，可以促进婴幼儿大脑的发育。为发展婴幼儿的精细动作技能，在家庭环境中，可以为他提供发展精细动作的游戏材料，如手摇铃、套圈圈、百宝箱、小铲子、勺子等。让他通过抓握细小的物品，从而发展精细动作的能力，培养对空间概念、实物距离、体积大小的把握。婴幼儿保持注意力的时间很短，每次游戏的时间以 5～8 min 为宜。除此之外，必不可少的是应该给他充分的锻炼机会。0～3 岁幼儿正处在对世界充满好奇的阶段，他渴望能够自己动手去做很多事情。成人可以在确保幼儿安全的情况下，鼓励他自己端起一杯水。一开始是双手捧端，然后改为单手端。其实，幼儿学习倒水不仅仅是因为他要做成人的小助手，而且更是为了锻炼他的精细动作的协调性，如拉拉链、解扣系扣等活动都可以成为发展婴幼儿精细动作技能的不二之选。

附例：精细动作技能开发游戏

穿珠子

预先为幼儿准备好若干各不同颜色的木质或塑料珠子，中间有孔。再准备一根较硬的细绳子或鞋带，教幼儿按不同颜色将珠子穿起来，一边穿一边认颜色。当幼儿掌握了穿珠子的技能后，可以更进一步地引导幼儿按不同形状去穿出更好看的珠子。

捏橡皮泥

让幼儿将一块橡皮泥或小面团搓成条形，用手掌将其压扁成烧饼状，滚圆就是一个圆球，在上面插一根小棒就是苹果。把许多小圆球串起来，就是项链或糖葫芦。把橡皮泥捏成小动物的形状，建成一个"橡皮泥动物园"等游戏，都能令幼儿玩得不亦乐乎。

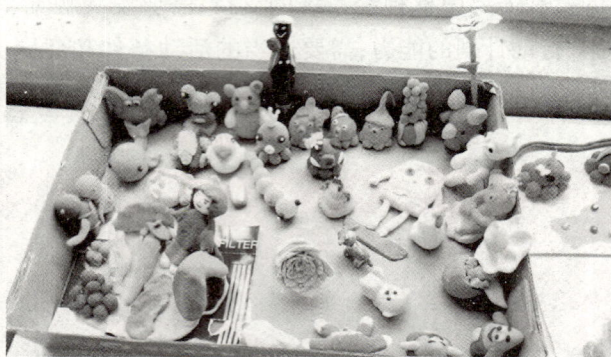

图 10 - 4

撕纸

成人拿出五颜六色的纸，让孩子自由地撕成条、块，并可以根据撕出的形状将其想象成为面条、饼干、头发等。如果家里有缝纫机，成人还可以在比较硬的纸上用缝纫机踏出针孔组成各式各样的图形，让孩子们撕下来玩。

三、语言技能开发环境创设

语言是人类人际沟通最重要的工具。特别是在科学技术迅速发展的今天，要求社会成员有良好的学习能力和语言表达能力，能用简洁清晰的语言阐述自己的观点和见解。《幼儿园教育指导纲要（试行）》中也提出要求："鼓励幼儿大胆、清楚地表达自己的想法和感受，尝试说明、描述简单的事物或过程，发展语言表达能力和思维能力。"学习语言、感受语言、积累语言经验，都离不开一个良好的语言环境。

（一）创设平等、和谐的语言环境，使婴幼儿乐意说话

根据婴幼儿的需要，建立一个愉快的家庭语言气氛，解除他们开口说话的胆怯感和害羞。对于幼儿的发音、词汇学习和表达能力，应多给予鼓励和肯定，并给予温和的、有效的语言刺激，使婴幼儿轻松、无负担地掌握语言技能。

（二）在家庭中布置一个有趣的游戏区，使婴幼儿语言技能得到训练

与幼儿进行表演游戏、打电话、看图书、讲故事等活动的时候，游戏区内可以放娃娃、电话、餐具、图书、画册等，婴幼儿的语言技能也能在这种互动中得到锻炼，口语能力也会得到加强。

（三）经常播放简短的儿歌、童谣，使婴幼儿不断地接受语言刺激

在有节奏感、悦耳的歌谣的环境中，婴幼儿不断地接受语言的刺激，可以得到潜移默化的教育，可使环境发挥它独特的教育作用。

在指导婴幼儿看书的时候，应注意帮助他们端正看书、写字学习的姿势，书与眼的距离要适宜，不能太远也不能太近，不能让宝宝躺着看书或者坐车的时候看书，以免造成视力疲劳。在此还需注意，要给宝宝提供富含维生素 A 的食物，如肝、蛋黄、深颜色的蔬菜和水果等。经常让宝宝进行户外活动和体格锻炼，有利于缓解视力疲劳，促进视觉发育。

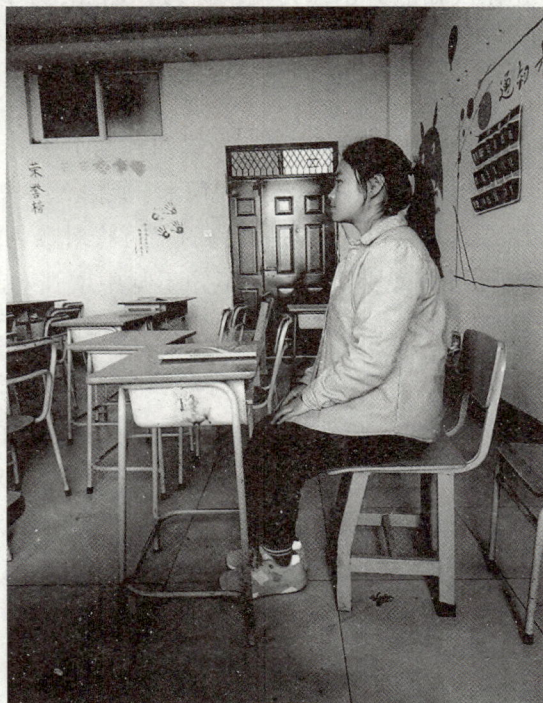

图 10－5

附例：语言动作技能开发游戏

小小营业员

如前所述，如果家庭或幼儿园中有游戏区角，就可以进行"小小营业员"的游戏。

具体玩法是将幼儿平时玩的玩具逐一放好，成人先当营业员向幼儿介绍商品，如指着玩具小车说："这是一辆小车，它有蓝色的外壳、黑色的轮子，它可以用来运货、运沙子、搬家，你

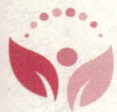

喜欢它吗？你想买它吗？"幼儿将小车"买"回去，然后由幼儿当营业员来介绍商品，游戏可以反复进行。

纸杯电话

成人和幼儿一起动手完成纸杯电话的制作，并告诉幼儿纸杯电话在成人有重要话对幼儿说的时候就会响。成人拿起一个纸杯电话放在嘴边，对幼儿说："铃铃铃、铃铃铃，纸杯电话响铃铃。"幼儿拿起另一只纸杯接听电话。成人可以告诉幼儿想说的话，宝宝也可以让"纸杯电话铃铃铃"，引导幼儿通过纸杯电话对成人说一些心里话。

四、认知能力开发环境创设

认知能力是指人脑加工、储存和提取信息的能力，即人们对事物的构成、性能、发展的动力、发展的方向以及基本规律的把握能力。认知能力是人们成功完成活动最重要的心理条件。0～3岁的婴幼儿正处在认知能力迅速发展的阶段。因此，为了帮助他更好地发展知觉、记忆、想象等认知能力，在家庭中，可以为其创造有益于他发展的环境。

（一）视觉能力开发的环境创设

在视觉方面，成人可以先让孩子认识红、黄、蓝、绿四种基本颜色。在环境设置、选取玩具或图书时，应尽量选择那些颜色鲜明、图案清晰的积木、画报、绘本等。成人可以拿一些红色和黄色的积木，边指边说："这是红色的，那是黄色的。"可将对颜色的认识渗透到游戏中，在游戏中突出对颜色的使用，这样可使婴幼儿在不知不觉中增强对颜色的认识与敏感性。同时，可用同样的方法发展婴幼儿视觉的其他方面，如光的强与弱、距离的远与近等。

（二）听觉能力开发的环境创设

环境创设中可以多为幼儿准备一些发声乐器、玩具等，开发幼儿的听觉能力。一般来说，适合0～3岁婴幼儿的发声乐器有沙锤、响板、电子琴等，发声玩具可选择发声挂图、发声的玩偶、拨浪鼓等。除了准备发声物品，音乐、儿歌也是听觉能力开发的环境创设的重要方面。可选择合适的时间，为婴幼儿播放轻松、节奏感强、内容简单的幼儿歌曲或歌谣，不仅可以发展婴幼儿的听觉能力，同时也能促进婴幼儿语言能力的发展。

（三）知觉能力开发的环境创设

适当的皮肤感知觉刺激可以发展幼儿的感觉统合，具体的做法是：多为婴幼儿创设一些可以触摸不同材质物体的机会，可以让他们摸棉花、毛巾等柔软的物体，感觉地板、桌椅、积木是硬的；感知冰箱里面的食物是冷的，暖气、热水、火、阳光等是热的。

五、人格潜能开发环境创设

发展心理学认为，人格是具有一定倾向性的各种心理特性的总和，也是各种心理特性的一个相对稳定的组织结构，它反映一个人区别于他人的整体精神面貌。人格的形成是先天遗传因素和后天的环境、教育因素共同作用的结果。先天因素由父母的遗传基因决定,后天环境及教育因素方面就需要创设环境来进行教育。0~3岁婴幼儿的人格个性还未形成,具有较大的可塑性。因此,应特别注意在创设环境时对幼儿健康人格的培养。简单地说,健康的人格可以表现为乐观自信、不怕失败、活跃而有创造力、有安全感、信任等品质。

对幼儿人格潜能开发的环境创设更多地体现在对幼儿精神、习惯、态度等心理方面的培养。因此,可从以下几个方面入手。

(一)培养婴幼儿良好的生活习惯

这些习惯包括时间观念、良好的作息习惯和纪律观念等。应尽量让婴幼儿随着大自然的规律作息,并且作息时间尽量固定,在固定的时间做固定的事,可以培养他们良好的秩序感、安全感。

(二)保护婴幼儿的自尊心,增强自信心

作为一个独立的个体,婴幼儿年龄虽小,但却有着自己的愿望与爱好。要学会去洞察婴幼儿的心理世界,应以平等的姿态与他们进行沟通交流,尊重他们的想法。成人要适当地鼓励婴幼儿,支持他们不断地探索和尝试,这可以帮助婴幼儿建立自信心,促进健康人格的形成与发展。

(三)注意培养婴幼儿的同伴交往能力

现在,家庭多为3~4口之家的小家庭,往往幼儿的成长会缺少同龄的玩伴,而社会性发展对幼儿的成长具有十分重要的意义。因此,成人应尽量满足婴幼儿的同伴交往需求。在条件允许的情况下,可以多带孩子与其他小朋友交流。幼儿可以在与同伴做游戏、接触的过程中学会如何与人交往,从而避免形成任性、以自我为中心、唯我独尊等性格。

第三节
生活环境优化与墙饰设计

一、生活环境优化简述

在一般情况下,婴幼儿的生活环境是根据他们身心发展的需要而不断发展、变化的一个过程。

生活环境的优化是指根据婴幼儿的发展状况,有目的、有计划、有针对性地对其所处的环境进行改进,以促进婴幼儿的健康发展。护理可以从生活设施、空间布局、环境内容、精神环境等方面对环境进行丰富和完善。"墙饰"是环境优化的主要方面。

二、墙饰设计的含义

墙饰设计,简单地说,就是墙壁上的设计与装饰。通过改造墙面,使其转化成对婴幼儿成长具有教育意义的重要环境。墙饰广泛地存在于婴幼儿的生活环境中,是婴幼儿环境创设不可缺少的重要组成部分。苏霍姆林斯基说过:"要让学校的墙也能说话。"0～3 岁的婴幼儿在家庭中生活,在此阶段,从早期教育来说,家庭既是家园,也是学校。因此,应重视墙饰对婴幼儿教育的重要作用。1 岁以内的婴儿还比较小,而墙饰创设活动主要是针对 1 岁以上的幼儿参与。

三、墙饰设计的类型

家庭中的墙大多以白色为基本色调,墙面宽阔,可用来设计多种墙饰。

依据不同的作用,墙饰可以分为以下几种。

(1)主题展示墙,即围绕主题的进展,把婴幼儿的作品和活动记录展现出来,它可以在展示成果的同时记录活动的进程。在家庭中,护理师可以根据婴幼儿的身心发展特点,季节、节日,婴幼儿兴趣等选择不同的主题。

(2)主题网络墙,是指以图画、符号、实物等直观的形式来展现活动的主题。

可以与幼儿一起制作"主题网络墙"。如幼儿对海洋感兴趣,可以以海洋为出发点,把与海洋相关的事物加到主题网上,最后形成如"蜘蛛网"形状的、有结构层次的网络墙。由于此阶段婴幼儿年龄较小,难以建立对主题网系统的认知,在制作主题网时,无须过于强调婴幼儿的参与。但仍可以通过日常的教育和观察,了解到婴幼儿的兴趣爱好。通过布置网络墙,可以帮助幼儿形成系统的思维和秩序感。

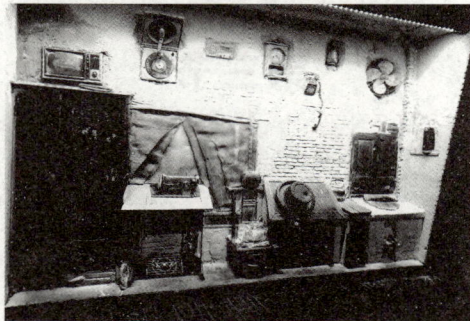

图 10-6

(3)区角墙饰,即利用空间中的区角来创设墙饰。在家庭中,通常会有一些不起眼的区角,这些区角可以用来展示设置的作品、活动记录等。区角墙饰一般与主体的墙饰配合使用。区角墙饰适用于比较小的主题,如幼儿兴趣持续时间较短的内容。

四、墙饰创设的方法

墙饰环境创设的方法有很多,下面以"主题网络墙"的墙饰设计方法为例,介绍一些墙饰环境创设的方法。

(一)主题墙创设的程序

1.创编主题网

在确定墙饰主题的基础上,为主题活动更好地开展做好规划,就要创编主题网。可以与幼儿集思广益,共同讨论,将与主题有关的知识、经验联系起来。

2.创设主题墙

创设了主题网以后,下一步就要收集材料了。主要是把与主题网内容相关的图片、图画、照片、文字、实物等搜集起来,通过大家一同动手,来把"主题网"的内容生动、形象地表现在"主题墙"上。材料收集结束后,可以根据需要做一些设计、装饰,使主题墙内容更丰富,形式更好看。要注意,在收集资料的过程中,要时刻关注婴幼儿的反应和兴趣,要请家长一起加入到墙饰设计活动中。同时,可以帮助家长把握一些环境创设的方法,交流婴幼儿的教育知识。

(二)主题墙创设的注意事项

1.保持动态变化,切勿一成不变

主题网络墙的创设与要素间的组合应根据主题活动的发展而呈现动态变化。在主题进行的过程中,围绕主题展开的多种活动可以激发幼儿新的兴趣点,从而产生新的学习内容。因此,应根据幼儿兴趣的变化,科学合理地来适时调整主题墙的内容,使主题墙随着活动的变化而变化,让主题墙成为记录幼儿活动的工具,体现出幼儿获取经验的过程。一成不变的主题墙就成了简单的装饰,会失去主题墙应有的教育价值。

2.主题墙的设置高度应有利于幼儿的观察与交流

婴幼儿是主题墙的主人。主题墙上的内容应该为幼儿所用,为他们提供交流、探索的空间。因此,在设计主题墙时,应注意幼儿的身高、视线高度、范围,让幼儿伸手就能拿到,便于他们进行观察与操作,而不能以成人的身高来设计。

3.墙饰应注意教育性与艺术性的有机结合

主题墙作为环境创设中的一种"活动"墙面装饰,是幼儿日常活动作品或挂图的张贴处,要注意墙面的创意设计、智慧装扮。应综合整体布局与教育活动的需要,来考虑采取何种图案、何种材料、何种布局等,让活动真正体现其意义,又不会失去美感。这时,就需要花一点点小心思,通过一些装饰,让主题墙达到教育性与艺术性的"双赢"。

环境创设时,要注意把空间留给幼儿,让幼儿以自己的眼光来参与创设、优化环境。在

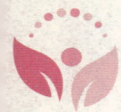

优化环境的时候,要考虑到幼儿的兴趣,让幼儿置身于环境之中,把自己的作品加入到环境中,展现自己的想法。如果能吸收和采纳幼儿的建议,并请其参与到环境优化创设中,不仅能给幼儿提供一次参与活动的机会,发展动手操作的能力,更重要的是能满足幼儿表现自己的愿望,增强幼儿的环境保护意识。

❤ 问题与思考

1. 生活环境创设的含义是什么?

2. 按照环境的不同层次划分,可以从哪些方面进行生活环境创设?

3. 生活环境创设应遵循哪些原则?

4. 什么是墙饰创设?结合实际,举例说明如何进行墙饰创设。

第十一章
做游戏、讲故事、唱儿歌

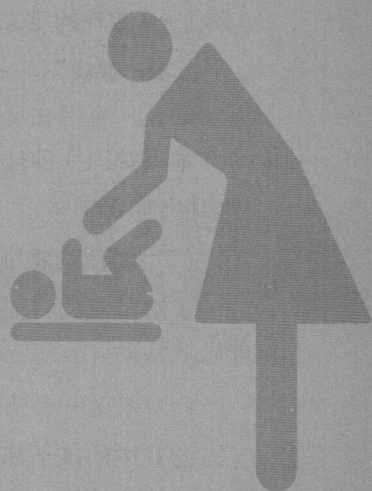

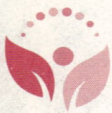

第一节
做游戏

一、游戏的概述

（一）游戏的定义

定义"游戏"是一件非常困难的事。人类诞生之际，就有了游戏。无论什么环境或时代，其实幼儿一直都在玩着游戏。但是，作为教育者，首先必须了解游戏的内涵。

本书赞同一种被广泛接受的游戏的定义：游戏是儿童在某一固定时空中，遵从一定规则，伴有愉悦情绪，自发、自愿进行的一种有序活动。

（二）游戏的特征

了解游戏的特征，能够帮助我们更清晰、明了地认识游戏本身，更好地区分游戏活动与非游戏活动。

1. 游戏是一种快乐的行为，具有愉悦性

游戏中的孩子都是快乐的，在他们的脸上看到的永远是灿烂的笑容，游戏的产生是幼儿自由选择的结果。幼儿在玩游戏时，没有受到外界的压力，是完全发自内心的需要。在游戏的过程中，幼儿能够通过与周围环境的相互作用，表现出自己的能力和愿望，在创造和与同伴活动的交往中获得愉悦感。在游戏中积极地活动，幼儿能从中体验到极大的快乐。同时，游戏没有强制的目标，这样可以减少幼儿的紧张情绪和心理负担。游戏能给幼儿带来快乐的享受，使他们的身心处于最放松、最自由的状态。

2. 游戏是一种自动的行为，具有自发性

强加给幼儿的活动不是游戏，幼儿的游戏是自发的、自愿的需要。孩子们往往根据内心的需要而玩游戏，他们可以自己选择游戏的内容、形式和玩伴。在自主的游戏中，幼儿可以完成在现实生活中难以实现的愿望，比如做爸爸妈妈、当建筑师、当国王等成人难以理解或允许的事情。因此，幼儿在游戏中总会表现出极大的积极性和自发性。

3. 游戏是一种假装行为，具有非真实性

游戏是真的吗？当然不是，游戏中的蛋糕往往只是一个小盒子；游戏中的百元大钞也是孩子们自己绘制的、仅在游戏内部流通的货币；游戏中警察、售货员、司机等都是孩子们扮演的。每个孩子都知道，游戏是"假装的"。他们在游戏中不用受现实条件的制约，通过自己丰富的想象，创造新的形象，可以把椅子当作汽车、棍子当作刀枪。在幼儿的游戏中，物体的现实意义会被忽略，孩子们更关注的是物品在游戏中的价值。通过象征与置换，幼儿完成了从

心理现实到社会现实的对接。

4. 游戏是一种有规则的活动,具有有序性

通过观察幼儿做游戏会发现,虽然有时孩子们的活动看起来非常忙乱、喧闹,其实每个游戏都隐含着一种秩序性。孩子们通常在选定好和谁玩、玩什么之后,按照约定俗成的规则进行游戏。任何游戏都是有规则的,这种规则可以保证游戏的顺利进行,一旦规则被破坏,游戏就会中断或受到干扰。

二、构成做游戏的要素

构成游戏教育活动实施的要素有很多,主要包括游戏教育活动的支持者、实施对象,如儿科护士和幼儿、影响游戏教育的各种环境等因素等。

1. 游戏教育活动的支持者——儿科护士和家长

影响游戏教育活动有效性最为重要的因素是儿科护士和家长。他们的专业水平、对游戏教育活动的价值判断、对设计的把握和操作、资源的开发和利用、已有的教育经验、教育机制以及与婴幼儿和家长的关系等,都会影响游戏教育活动的实施。

2. 游戏教育活动的实施对象——幼儿

游戏教育活动的实施对象——幼儿,也是决定游戏教育活动实施的重要因素之一,幼儿的年龄、性别、幼儿每天的实际表现、幼儿的生活经验、家庭背景等,都会影响游戏教育活动的实施。

早期幼儿的游戏需要大人的陪伴和指导参与,后期逐渐发展成为独立游戏。出生至 2 个月,婴儿喜欢看颜色鲜艳的物体;3~6 个月的婴儿喜欢玩弄自己的小手,能抓住小的玩具;7~9 个月的婴儿能够抓住滚动的、颜色鲜艳的球类玩具;10~11 个月的婴儿开始会玩"躲猫猫"的游戏,喜欢反复不停地扔东西,让大人捡起来;12 个月的婴儿喜欢将东西放入容器再取出;会走路以后,婴儿喜欢拖着能走的玩具,如小车、玩具狗等。此时期婴儿主要通过抓握、保持、爬行和走等方式来认识、探索世界。

3. 与游戏教育活动有关的各种环境因素

游戏教育活动结构要素包括各种环境因素,物质环境(幼儿家庭所处的地理位置、家庭中的空间密度、各种生活设施、活动的材料等)心理环境和社会环境(幼儿所处的社区环境,幼儿与社区的关系,幼儿与家庭的关系,幼儿与儿科护士的关系,幼儿家庭所在地区的经济、文化、政治、资源等状况)是游戏活动实施的组成要素。

三、游戏的作用

对于幼儿来说,游戏的意义不仅仅在于玩耍,更在于对其一生的发展具有重要的影响。幼儿可以在游戏中获得快乐、学会遵守规则、与人交往、培养独立思考和解决问题的能力,让

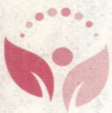

心智得到充分的发展。许多研究已证明:游戏是幼儿学习知识的最有效的手段。游戏不仅仅能给孩子带来快乐,还能帮助他们按自己特有的方式去学习到有意义的知识、发展有价值的活动。由此可见,游戏对幼儿的作用远远超出我们的想象。关于游戏对幼儿的作用功能,可以从以下几个方面来理解。

(一)游戏与认知发展

1. 游戏与幼儿语言发展

正是吃午饭的时间,两个孩子在一起聊天,甲对乙说:"看我的香蕉像个大船!"乙对甲说:"你看我的香蕉像更大的船!"于是两人开始比较谁的香蕉船更好、更气派。两个孩子在进行最简单的想象游戏,在这个过程中,两人通过语言的交流达到游戏的目的,并丰富了自己的词汇量、语法和表达方式。在其他的游戏中,幼儿同样通过语言的交流来进行游戏,与此同时,游戏促进了孩子们语言的发展。

2. 游戏与幼儿创造力发展

幼儿是天生的发明家、创造家。创造力是产生新思想、创造新事物的能力,它与思维的灵活性、独创性和创造性想象相联系。自由游戏能够促进幼儿创造性思维的发展,幼儿能把常见的生活用品任意地转变为游戏所需的材料。如前面所说的,木棍可以当作刀枪、椅子可以当作汽车等,只要是游戏中需要的物品,都会被幼儿创造性地利用。

3. 游戏与幼儿解决问题能力的发展

解决问题能力是指综合运用已有的知识和认知能力,对一个不熟悉的问题或情境进行分析,从而寻求解决方法的心理活动能力。它是认知能力的重要组成部分。在幼儿玩游戏的时候,会遇到很多意想不到的困难。比如,过家家游戏时,玩伴之间出现意见不统一。为了让游戏能继续,他们就需要自行解决矛盾,而解决矛盾的过程就是发展解决问题能力的过程。

(二)游戏与幼儿社会性的发展

幼儿的社会化过程即获得保证其在社会中成功生存所必需的知识、技能和价值观的过程。"社会化"是幼儿由自然人过渡到社会人的过程,他们要学习如何与别人相处,学会分享、互相帮助等技能。

1. 游戏与婴幼儿自我发展

婴幼儿是典型的"自我中心主义者",他们会理所当然地从自己的角度去看问题。起初,他们并不能分清自己与他人的区别。而游戏可以帮助婴幼儿减少这种以"自我为中心"的思想,站在他人的角度看问题。例如"娃娃家"游戏中,女孩通常会扮演"妈妈",男孩扮演"爸爸"。在这种游戏中,女孩可以通过"妈妈"的角色理解自己的妈妈为什么每天要做饭、打扫卫生,男孩也可以在游戏中理解爸爸每天为什么要上班。

2. 游戏与婴幼儿同伴关系的发展

在游戏中，幼儿通常形成两种同伴关系：一种是在游戏中互相交往，通过玩具或材料结成的伙伴；另一种是在游戏的假想关系中形成扮演角色的关系。无论哪一种关系，都能够促进幼儿的社会化发展。有人曾把 10~12 个月、22~24 个月的互相不认识的同龄幼儿放在一起进行观察。当没有玩具的时候，他们会彼此微笑、互相模仿动作来交流。当有玩具以后，他们则把自己的玩具给对方看或者互相交换。这说明，游戏有助于幼儿的交往与同伴关系发展。

除此之外，幼儿在做游戏时，能学习到一些社会道德与规则。如"医生"的职责是"治病"，应该要为病人看病；去"超市"结账要自觉"排队"，插队是不道德的行为；"乘客"在车没到站的时候是不能"下车"的，应按照规定上下车等。

（三）游戏与幼儿情绪情感的发展

情绪是幼儿和有机体的生物互相联系的体验形式，它包括积极情绪和消极情绪两种。情感则是与人的高级社会性需要相联系的道德感、美感和理智感。

1. 游戏与幼儿积极情绪的体验

在游戏中，幼儿按照自己的意愿，自由自在地活动。在这种轻松的氛围中更能体验积极、自信、愉快的情绪，当幼儿玩得高兴时，会有各种夸张的、平时不轻易表露的情绪。幼儿在对玩具的探索过程中，可以体验到由环境带来的中等程度的刺激，进而产生兴奋感和趣味性，并在多次重复中逐渐掌握周围的事物，由此产生了快乐感。

2. 游戏与幼儿消极情绪的宣泄

游戏是克服紧张、焦虑、退缩等消极情绪的一种手段。比如，很多幼儿都不喜欢去医院打针，但是却喜欢在游戏中玩"医生看病"的游戏，通过再现痛苦的体验，减轻了害怕的程度，能够体验到战胜恐惧的愉快，自己做"医生"给"别的病人"打针时，就消除了对医生和打针的恐惧。因此，游戏能以比较妥当的方式来帮助幼儿表达情绪和控制不良情绪。

3. 游戏与幼儿情感的发展

情感与情绪区别是，情感是一种长久的、较固定的感情。随着自我意识和人际关系的发展，幼儿会形成一些情感，如自豪感、成就感、愧疚感、委屈感、孤独感等。在有趣的游戏中，孩子玩得很开心，便会在完成任务取得胜利的过程中建立自豪感、自信心；在游戏中体验挫败感，会让幼儿理解"有成功就会有失败"这样的道理。只有体验了各种不同的情感，才能有助于幼儿发展更加全面的人格、更加成熟的品质。

（四）游戏与幼儿身心的发展

游戏能够促进幼儿感觉运动器官的发展，通过听、看、触、爬、走、跑和跳等活动，能够促进幼儿感觉器官功能和肌肉控制能力的成长。尤其是婴幼儿的爬行，加强了他们胳膊和手

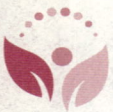

腕的力量,对他们今后用笔、用勺、学走路、少摔跤等都会起到帮助作用。如在"拆拆装装"游戏中,幼儿可以在不断的拆卸与安装过程中,锻炼肌肉的灵敏度与灵活性。同时,也可以发明新的游戏方法,创造新的模型,绘制新的图案。在活动中得到成人的赞许,能建立信心,有助于其未来的发展。

四、游戏类型与辅导要点

从幼儿的社会性发展来看,幼儿的游戏是随着年龄的增长而逐步发展变化的,一般经历四个阶段,即独自游戏阶段、平行游戏阶段、联合游戏阶段和合作游戏阶段。第一阶段的游戏多为独自游戏,后三个阶段的游戏统称为集体游戏。从游戏的内容和形式上,游戏的类型又分为角色游戏、规则游戏(比赛游戏)等。儿科护士可以根据幼儿的年龄发展和活动的需要,选择开展合适类型的游戏。下面就介绍几种不同类型的游戏及相应的操作要点。

(一)独自游戏与集体游戏

1.独自游戏

独自游戏通常发生在幼儿年龄比较小(2岁以前)的时期,它是指幼儿单独一个人做游戏,不与他人交流。独自游戏的时候,很少察觉到他人的存在。即使有其他幼儿或成人在附近,他也不会理睬,而是继续自己热衷的游戏。幼儿的独自游戏是以自我世界为中心的,没有固定的模式和规则,游戏只是随着自己的感觉进行。独自游戏包含认知成分,能够促进幼儿认知能力的发展,而且独自游戏往往是幼儿自主选择,这也成为幼儿个性化表现和独立性的标志。由于幼儿年龄还比较小,在独自游戏时还需要成人的指导与帮助。

儿科护士如何指导幼儿的独自游戏呢?

首先,处在独自游戏阶段的幼儿年龄比较小,在玩具选择方面,可以尽量为幼儿选择色泽鲜艳、带有声音的玩具,并经常更换玩具,让幼儿充分享受独自游戏的乐趣。

其次,应该注意做好安全防护措施,把家中具有伤害性的用物用品放到幼儿够不到的地方。幼儿虽然在"独自"游戏,但也不能让幼儿离开成人的视线范围。更重要的是必须顺应幼儿的年龄特点,尊重幼儿的意愿,不要强迫幼儿按照成人的意愿做游戏。

2.集体游戏

集体游戏即为幼儿与同伴或成人共同进行的游戏,这时,幼儿已经能够与他人一起玩游戏、共同讨论活动。随着年龄的增长,幼儿到3岁以后可以进行集体游戏。正如前文所讲,集体游戏的三个阶段分别为平行游戏、联合游戏和合作游戏。平行游戏是指3岁左右的幼儿会在一起玩,但会各自玩各自的,彼此之间交流很少,但他们会察觉到彼此的存在,幼儿之间也会相互模仿,形成初步的玩伴关系。4岁以后,幼儿会开始留心别人的游戏,会互借玩具,有时也会加入对方的游戏,但大家没有统一的游戏规则,没有真正的领导者。但在这种联合游戏中,幼儿开始表现出明显的社会交往。不过,每个幼儿心中仍以自己的兴趣为中心。5 岁以后开始出现较多的合作游戏,合作游戏是社会性程度最高的游戏。5 岁以后,幼儿已经有了一些社会交往经验、较好的语言表达能力,他们可以一起商量游戏的主题、规则,有了集体活动就会去共同完成目标。

儿科护士如何指导集体游戏呢?

集体游戏可以很好地发展幼儿的社会交往能力和语言表达与沟通能力。在指导幼儿集体游戏时,应注意以下几个方面的事情。

首先,在集体游戏中,儿科护士要尽量让幼儿同小朋友一起玩耍,并鼓励他们与同伴交谈和共同玩一个玩具、同一种游戏,使幼儿逐渐摆脱依赖成人的习惯,从而在集体游戏中找到乐趣。

其次,幼儿在游戏过程中常常会因与同伴意见不统一而发生冲突,应用一些解决冲突的技能来解决。如果同伴之间的冲突只是小别扭,儿科护士可以先交由他们自己处理,简单化解。如果发生一些大的问题,儿科护士则应该对幼儿讲清楚、说明白,让他们从小养成遵守规则、制度的好习惯。

表 12 - 1　幼儿游戏类型的发展

年龄	游戏类型		
0～3 岁	独自游戏		
3～4 岁	平行游戏		集体游戏
4～5 岁	联合游戏		
5～6 岁	合作游戏		

附例:家庭游戏

躲猫猫

妈妈在床上盘腿而坐,让宝宝面对面地坐在妈妈的腿上。妈妈一手扶着宝宝的髋部,一手扶着他的腋下以保持平衡。爸爸在妈妈的背后,让宝宝一只手抓着爸爸的手指,另一只手抓住妈妈的胳膊,爸爸先拉一下被宝宝抓住的手,当宝宝朝这边看时,爸爸从妈妈背后的另一边突然伸出头来亲切地叫宝宝的名字。当宝宝转过头找到爸爸时,会开心地笑起来。这个游戏可以让宝宝心情愉悦,增进与父母之间的感情,同时可以发展感知能力。

搭积木

积木是幼儿十分喜欢的玩具,不仅可以发展精细动作,而且可以发展幼儿的思维、想象能力。刚开始时,成人可以搭积木给幼儿看,边搭边说,引起幼儿的兴趣,然后鼓励幼儿自己搭建。对 1 岁以上的幼儿,可以让孩子搭高、搭长,尽情发挥创造力,搭建高楼、汽车、火车、桌椅等。还可以配合做简单的游戏,如给娃娃搭建睡床、玩开火车游戏、小动物找房子等,在整个游戏过程中,幼儿可以通过了解积木的形状、颜色,搭成的物体的名称、用途、简单结构

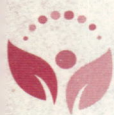

等,丰富小脑袋。

（二）角色游戏、规则游戏

1. 角色游戏

角色游戏是指通过模仿和想象来扮演角色创造性地反映周围生活的一种游戏。幼儿可以在游戏中表达自己对现实生活和世界的认识、体验和感受。角色游戏一般由主题、角色、材料、情境、规则等组成，包括对角色的扮演、对物品的假想、游戏动作和情境的假设、游戏的规则和主题。

儿科护士如何指导角色游戏呢？

幼儿的角色游戏从根本上说是以幼儿的"问题"为中心，在幼儿与成人、幼儿与材料、幼儿与幼儿之间的互动过程中不断地丰富和发展。从的指导原则来看，这种不断发展变化的游戏过程基本分为以下几个步骤。

（1）与幼儿一同确定游戏的主题内容。角色游戏的主题可以是幼儿发起的，也可以是由儿科护士发起的，或是两者共同商量、讨论形成的。

（2）与幼儿一起创设环境。角色游戏一般都涉及角色扮演，而游戏中所使用的材料往往都需要进行"再加工""再创造"。这时，除了为幼儿提供丰富的材料以外，成人应鼓励幼儿一起来创设环境。

（3）帮助幼儿扮演角色，进入游戏过程。经过确定主题和创设环境，此时幼儿可以正式进入游戏情境。如果幼儿进入角色遇到困难，成人可以提供适当的帮助，或是以游戏者的身份进入游戏，以帮助幼儿开展游戏。

（4）与幼儿一起展开讨论、发现问题、丰富游戏。经过了一段时间的角色游戏，幼儿可能会发现一些问题或遇到困难。成人可以用讨论和提问的方式，来引导幼儿反思、总结，进而发现新的游戏或提出新的游戏内容。因此，幼儿的角色游戏是一个不断重复、循环的过程，只要幼儿感兴趣，可以持续很长时间。

2. 规则游戏（比赛游戏）

规则游戏，顾名思义就是按一定规则进行的游戏。我国著名心理学教授朱智贤先生对规则游戏的含义做了如下解释："规则游戏是幼儿按照一定规则从事的游戏，规则一般是由成人事先制订的，可以是故事情节要求的，还可以是幼儿自己规定的。"规则游戏的主要特征是规则性和竞争性，正如美国幼儿教育家凯米和迪福瑞斯所说：规则游戏是根据一定的规则进行的身体或智力上的竞赛性活动，游戏双方是对立的，每一方都想试图让自己在竞赛中获胜，而让对方输掉游戏。

以下是具有发展价值的几种规则游戏。

（1）赛跑游戏：赛跑游戏是一种形式最简单、最常见的规则游戏。在幼儿与玩伴的赛跑过程中，不仅可以发展身体和运动技能，也能获得多方面锻炼的机会，可以促进幼儿的认知性和社会性的发展。例如，幼儿可以获得数概念方面的发展，在赛跑的过程中，幼儿能够感

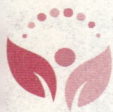

知速度的快与慢、能够感知比赛结果的"第一名、第二名……最后一名"。幼儿还可获得运动协调能力的发展。赛跑需要幼儿具有一定的运动能力,想要获得比赛的胜利必然要在速度和协调方面都下工夫。另外,为增强游戏的趣味性,游戏往往要针对幼儿的兴趣进行一些改变,如"两人三足""抢凳子""接力赛"等游戏。

（2）猜谜游戏:0~3岁正是幼儿好奇心与探索精神旺盛的阶段,他们对猜谜游戏具有极强的兴趣。因此,儿科护士可以根据幼儿的情况选择形式合适、难度适中的猜谜游戏。猜谜游戏的种类有很多,比如以触觉为线索的猜谜游戏"暗袋摸宝"。成人可以准备一个不透明的口袋,在里面装一些不同质感的小物件,让幼儿通过触摸的方式猜测物件的名称。注意,不要选择可能具有伤害性的物件。再比如,以听觉为线索的猜谜游戏"听音辨位""猜猜我是谁",这种游戏需要猜谜者集中注意力来听和辨别,既达到了游戏的趣味性,也锻炼了幼儿的听觉能力。

（3）追赶游戏:追赶游戏看起来是形式松散、比较凌乱的,但却是幼儿特别喜爱的游戏形式。追赶游戏可以促进幼儿的认知和社会性发展,例如在追赶过程中,被追者逃跑路线的选择、逃跑的策略,追赶者追逐的方式、角度都需要幼儿进行思考。另外,在跑跑跳跳的游戏过程中,对于幼儿发展其空间知觉,对距离的远近、空间的大小等的估计能力有所帮助。

第二节
讲故事

一、幼儿故事概述

（一）幼儿故事含义

故事内容的讲述要适合幼儿。幼儿故事有广义和狭义之分:广义的幼儿故事是泛指神话、传说、童话、寓言等体裁的作品;狭义的幼儿故事是指以叙事为中心,篇幅短小,适合低龄幼儿阅读和欣赏的各类故事。

（二）幼儿故事的特点

幼儿故事是一种叙事文学,它可以供幼儿阅读,更主要的是要讲给幼儿听,有口头文学的特点,主题单一、选题广泛、情节生动、层次分明,是幼儿喜爱的一种文学形式。

1. 主题单一,取材广泛

幼儿故事的篇幅一般比较短小,特别为婴幼儿编写的故事更是篇幅有限。因此,故事必须要集中,人物、情节都要紧紧围绕主题展开,使幼儿听后能有深刻的印象,并能迅速把握故事的中心思想。

幼儿故事的题材多是在幼儿熟悉的现实生活基础上创作的。幼儿故事的题材范围很广,古今中外、天文地理、名人逸事等均可作为幼儿故事的题材。

2.情节生动,语言淳朴

幼儿故事的情节大部分都是由人物的行动组成的,生动有趣,引人入胜,而且语言很淳朴,很适合幼儿聆听和理解。幼儿故事中的语言要力求口语化,人物语言要有个性特点,深浅程度适合不同年龄阶段幼儿的接受水平。

3.结构完整,层次分明

幼儿故事的结构一般比较完整紧凑,对故事的叙述大都是开门见山,直接入题。线索也比较单一,层次分明,有头有尾,而且通常都以圆满作为结局。

二、教师讲故事

讲故事是教师(这里"教师"泛指父母、长辈和儿科护士)必须具备的基本能力,能把故事讲得绘声绘色、引人入胜的教师通常都十分受小朋友喜爱。而且,有些时候许多教育内容也是通过讲故事的形式向幼儿传授的。因此,教师一定要把故事讲好、讲精彩。下面向读者介绍讲故事的几点方法:

1.教师讲故事要发音标准

讲故事时教师一定要说普通话,禁用方言,要以清晰、准确、规范的语言为幼儿做好学习语言的准备。给幼儿讲故事时应尽量注意视听结合,使用实物与口型示范、手势、动作等直观手段相结合,形象地给幼儿示范发音,并让幼儿反复地辨别和体验。

2.教师首先要充分理解自己所讲故事的内容

教师要给幼儿讲故事,前提是自己要对故事有深入的研究,而不是信手拈来一本书翻开就念。教师应首先熟读故事内容,熟悉故事人物和情节,并在每一个故事中加入自己的讲述技巧。要熟记各种动物的叫声,通过模拟,可以在讲故事的时候脱口而出。例如,讲到公鸡打鸣,先叫几声"喔喔喔",就会让幼儿在听故事的时候有身临其境的感觉,更有兴趣继续听故事。教师掌握了角色的特点,才能在讲故事的时候游刃有余,了解故事中人物的性格,如小山羊一般都是很温顺的,猴子通常比较机灵好动。

3.教师可根据需要适当修改故事

教师可以根据幼儿的实际情况,在不改变故事原有情节的基础上,来调整故事。如扩充一些有趣的情节、简化他们不感兴趣的内容,从幼儿的特点出发,多使用一些重复词、象声词等,使故事更具童稚性和趣味性。

4.教师要善于引导幼儿由"听"转为"讲"

0~2岁的婴幼儿语言能力发展较低,多数是听成人讲故事。随着身心各方面的发展,

2～3岁的幼儿开始有讲故事的兴趣，从"听故事"转为"讲故事"，但水平仍比较低，不会创新，大多都是复述从前听过的故事。

教师应引导幼儿逐步从"听"转为"讲"。例如，根据具体情节有意识地在讲故事时多向幼儿提出问题。如故事中的主人公遇到困难，如果换做自己是主人公，会怎样解决困难？故事中的主人公犯了错误，如果是幼儿自己应该怎样处理？让幼儿想象一下，在出行的路上下雨了，自己该怎么办？出门上街时，应注意什么？这些问题有助于调动幼儿的想象力，提高他们解决问题的能力，促进他们的健康发展。

可以根据幼儿已有的知识经验进一步扩展故事，引导幼儿借助选图、拼图、绘图、粘贴图片等表达故事情节。或者利用家里的一些旧图书、旧画报中的图片，让幼儿自己挑选拼成有情节的画面，再编成小故事讲出来。

三、幼儿讲故事

爱听故事是孩子的天性，孩子都喜欢听好听、奇妙的故事。在教师讲故事的基础上，可以引导幼儿自己讲故事。幼儿讲故事不仅能提高他们的口语表达能力，还能提高智商和情商，丰富幼儿的知识，培养其对文学作品的兴趣和文学素养。因此，教师一定要认真地指导幼儿讲故事，这样他们才能把故事讲好，讲得自然生动、富有感染力。

（一）尊重幼儿的兴趣，选取合适的内容

无论是听故事还是讲故事，教师都应根据幼儿的兴趣爱好选择故事。不同性别、不同年龄、家庭背景的幼儿感兴趣的内容也会不同。一般来讲，男生更喜欢自然科学、奇幻的故事；女生更喜欢情感丰富的故事；而年龄小的幼儿更适合情节和人物关系简单的故事，年龄较大的幼儿对故事的复杂性要求比较高。因此，教师在选择故事题材的时候，要注意考虑幼儿的兴趣和爱好，选择合适的内容。

（二）教师示范，多次重复

幼儿年龄比较小，认知能力有限，记忆持续时间短，往往不能一次就讲出或记住一个故事。教师可以先做示范，给幼儿讲故事，一段一段地讲，要有动作、表情、语言、整体感，这样的重复可以加深幼儿对故事的印象和内容的理解。教师在复述以后，可以简要地给幼儿分析故事，主要把握故事的时间、地点、人物、事件（起因、经过、结果）、有何启发或教育意义等因素。教幼儿学故事人物中的对话，在不断地练习和重复下，幼儿最后能发展到自己复述整个故事。

（三）幼儿评论，教师鼓励

在示范和复述的基础上，幼儿讲完一个故事以后，教师可以引导幼儿根据故事的内容，对其中人物的行动、品质的优劣等做出评价。这样不仅可以使幼儿产生自己的理解，也可以培养他们对真善美和假丑恶的是非判断力、对道德规范的认识，达到一定的教育目的。

需要注意的是,刚刚接触讲故事的幼儿可能会有退缩、怯懦、声音小等表现。教师要有耐心,多鼓励幼儿,不能打击他们的积极性。

以动物形象为主人公,是幼儿故事作家经常使用的方法。通过讲述老鼠、小鸟、兔子的故事,向幼儿传递分工、和谐、配合等思想,使原本复杂的道理变得简单明了,幼儿更容易接受。这也是幼儿故事的重要特点之一。

四、故事表演

故事表演是深受幼儿喜爱的一种游戏形式,它是幼儿以故事(幼儿自己创编或来自于文学作品)为线索展开的表演形式。

在听故事、讲故事的基础上,3 岁的幼儿更有兴趣表演故事,并且也逐渐具备表演的能力。

教师在指导幼儿进行故事表演时可以参照以下几个方面。

(一)注意故事表演的选材适宜性

我们知道,故事表演通常围绕一定的故事或是文学作品展开,故事如同一根主线支撑并贯穿于表演的始终,故事的好坏直接影响表演。教师要注意选材的适宜性。市面上的许多幼儿文学作品和幼儿读物的年龄范围比较宽泛,教师如果不细加选择,往往会造成故事选材上的困难。

(二)故事的"思想性"和"文学性"并重

我国的幼儿文学曾一度被定义为"教育幼儿的文学",此种思想强调幼儿文学对思想方面的教育。但是,幼儿文学应有的浪漫、幻想、夸张、新奇等特点也应被重视。如叶圣陶的《小白船》、米尔斯的《维尼熊》、卡洛尔的《爱丽丝梦游仙境》等幼儿文学作品都包含着大胆奇妙的想象、动人的形象角色、夸张有趣的情节、深刻的哲理和道德价值,作品的审美价值也是教师在为幼儿选择故事表演题材时要注意的。

(三)教师组织观察、提供材料、讨论

教师不仅仅是为了让幼儿"高兴",还要在日常生活中随机地观察,敏锐地发现幼儿的兴趣和学习需要,以此为依据,组织幼儿进行故事表演。在故事表演中,教师提供材料的目的是为了支持幼儿的活动,而不能仅仅把材料当作"道具"。教师也可以带领幼儿一同制作道具,这样一来,可以给幼儿带来快乐并提供学习的机会,诸如纸、笔、剪刀都可以为幼儿的探究提供更多的可能性和机会。故事表演结束以后,教师应组织幼儿进行讨论,可以多提问一些促进幼儿反思的引导性问题,如"昆虫怎样过冬"。对于这样一个故事表演,幼儿每一次的表演结束后,教师都可以提问"你觉得你表演的好吗?有哪些地方需要加强和改进?怎样改进?"。类似这种问题可以引导幼儿去反思自己的活动,发现其中存在的问题并寻求解决的办法。

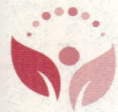

　　幼儿对小动物有特殊的情感,以动物为主要角色的文学作品可以激发幼儿扮演小动物、模仿小动物说话的愿望。例如,故事附例《小猪变干净了》,整个故事有一个小小的悬念吸引着幼儿,让幼儿觉得很好奇。在表演故事之前,可以先引导幼儿认识故事中的角色,为理解故事埋下伏笔。然后,在认识的基础上,可以逐层展开的方式来引导幼儿倾听和理解故事,给孩子以清楚的线索。

　　通过"故事表演"的形式,可以让幼儿练习说话,使幼儿学会说、大胆说、有感情地说,这有利于幼儿语言表达能力的发展。在进行故事表演的时候,孩子们简单地重复着动物之间的对话,慢慢获得了一份愉悦的情感。各式各样的角色增加了表演的趣味性。这种"情境教学"方式为幼儿创设了自由宽松的语言交往环境,让他们体验着语言交流的乐趣。

　　附例:故事表演

小猪变干净了

活动目标:

1.初步学会复述故事。

2.体验故事表演的乐趣。

活动准备:

1.表演前让幼儿先熟悉故事内容。

2.头饰若干(小狗、小猫、小兔子)。

3.场景布置:事先将教具的位置摆好。

4.角色扮演"小猪"。

组织与指导:

一、复述故事部分

1.导入:请出"小猪",激起幼儿学习的兴趣。

①师:今天有很多小动物要来,我们一起闭上眼睛数:"一、二、三",请出小客人。

②师:小猪,怎么就你一个人来呀?

小猪:(笑),他们也来了呀,只是躲起来了。他们说,要来请小朋友讲一个故事,故事很好听。

③小朋友,小动物们想听故事,不如我们就讲一个好听的"小猪变干净了"的故事给它们听,好吗?

2.教师引导幼儿一起复述故事,重点在故事角色的对话与表情。

二、表演故事部分

1.导入:出示头饰等教具,激起幼儿表演的兴趣。

师:

①小猪,这个故事真好听。来,我们一起来请出其他的小动物吧。

②出示头饰"它是谁?"

③我们一起来玩游戏吧!

2.表演故事。

①我们今天也来玩"小猪变干净了"的游戏。

②分配角色,开始表演故事。(2至3遍,教师从旁指导表演)

三、结束部分

师:小朋友们,小猪说,它有点累了,不如我们先休息一会儿吧!

第三节
唱儿歌

一、什么是儿歌

儿歌是以幼儿为主要接受对象的具有民族风味的简短的诗歌,是幼儿文学最古老也是最基本的体裁形式之一。儿歌是民歌的一种,内容多反映幼儿的生活情趣,传播生产、生活知识等,语句流畅,朗朗上口,节奏轻快,很适合幼儿学习与吟唱。

二、儿歌的特点

(一)思想单纯,内容浅显

儿歌的内容十分浅显,易于幼儿所理解和接受,或单纯集中地描摹、叙述事件,或利用简单有趣的押韵句来表达其道理。如圣野的儿歌《布娃娃》:"布娃娃,不听话,喂她吃东西,不肯张嘴巴。"孩子在朗诵这首儿歌的时候很自然地就会联想到自己吃饭时的情境,懂得养成良好的生活习惯。

(二)篇幅短小,结构单一

儿歌的篇幅一般都比较短小,要考虑到幼儿的年龄特点。常见的儿歌一般只有四句、六句或八句,句式完整,句尾押韵,让幼儿易学易唱。如全舒的《小青蛙》:"小青蛙,叫呱呱,捉害虫,保庄稼,我们大家都爱它。"全文只有短短的19个字,既描绘出青蛙鸣叫的田野图画,又告诉幼儿一个简单的常识。

(三)语言活泼,适于吟唱

幼儿学习、吟唱儿歌大多是通过游戏的方式来实现。因此,儿歌要适宜吟唱,能够与游戏内容相匹配,有鲜明的节奏感和音乐感。幼儿好动,又处于学习语言和提高语言表达能力的阶段,生动活泼的语言能够引起幼儿的愉悦感,激发他们学习语言的积极性。所以,不论是传统儿歌还是创作儿歌,都具有节奏明快易唱、语言活泼的特点。

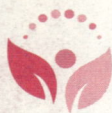

三、儿歌的效用

（一）儿歌是幼儿情感教育的需要

学儿歌、唱儿歌的过程中，优美的旋律、和谐的节奏、真挚的情感可以给幼儿以美的享受和情感的熏陶。特别是婴幼儿在听儿歌的时候，会从和谐优美的声音中领悟到亲人的爱抚，从而产生情感效应，得到心理满足。幼儿唱儿歌是表达感情的过程，并能从中体验模仿成人的劳作和生活。如儿歌《小板凳》："小板凳，真听话，和我一起等妈妈。妈妈下班回来了，我请妈妈快坐下。"这首儿歌抒发了幼儿对妈妈的依恋和爱，希望妈妈早点下班回家的一种真实情感，幼儿可通过说、唱儿歌的方式来表达自己的感情。

（二）儿歌可以启迪幼儿的心智

很多儿歌都是以某方面的知识为题材，儿歌可以帮助幼儿认识有趣的自然界，认识社会，启发他们的心智，启发他们的思维和想象力。如儿歌中介绍到的山水草木、鸟兽鱼虫的形象、习性和功能，还有描述日月星辰、四季变化，以及时间观念和简单数字等。

（三）儿歌是幼儿语言发展的重要途径

语言是人类特有的表达思想、交流情感的工具，儿歌的语言简洁明了，通俗易懂，便于幼儿吟诵，很适合幼儿作为语言训练的手段。幼儿可以在反复的吟诵当中学习发音，并对不准确的发音予纠正，正确把握概念，初步认识事物。同时，语言与思维的发展有着紧密的联系，不断进步的语言技能会促进幼儿思维的发展，而缜密的思维和思想是语言能力的推进器。

因此，从一定意义上来说，儿歌是引导幼儿认识世界、认识自己、步入人生的第一领路人、启蒙者。

四、学儿歌、唱儿歌

幼儿年龄还小，儿科护士教给幼儿学唱的儿歌不宜太长，以 4～8 句为宜。儿歌的内容，要尽量选择与幼儿生活接近并容易理解的知识，如认识小动物、常见的生活用品、生活常识、行为礼貌。教儿歌的方法是多种多样的，要根据幼儿的不同情况而异。对于年龄小的幼儿，儿科护士可以说一句儿歌，幼儿跟着学一句。对于年龄稍大一点的幼儿，儿科护士可以整段地念，幼儿跟着小声地念。各种方法相结合使用，每次教学的时间不宜过长，以 10～15 min 为宜。当幼儿掌握了一首儿歌以后，可以经常让他来背诵，以复习巩固。

附例：儿歌

外婆桥

摇啊摇，摇啊摇，摇到外婆桥。

外婆叫我好宝宝，糖一包，果一包。

少吃滋味多，多吃滋味少。

小燕子

小燕子,真灵巧。

身上带把小剪刀;

上天剪云朵,下河剪水波;

剪点树根当枕头,剪块泥巴搭窝窝。

月亮歌

初一一条线,初二看得见,

初三初四像娥眉,十五十六圆又圆。

五、儿歌表演

2~3岁的幼儿已经进入语言发展的关键期,学习欲、表现欲很强。在正确的教育引导下,幼儿的语言就会得到迅速的发展,词汇量也会日益增长。反之,如果得不到正确的培养,就会白白浪费关键期而错过好时机。说起"表演",可能幼儿在熟悉的家人和伙伴面前敢于表现,而在陌生人或是公开场合就会不乐意开口、羞于表现。"儿歌表演"这种形式恰好能够满足幼儿的需要,通过扮演角色,体验角色的情感特征,进行角色间的简单对话。在扮演的情境中,既能帮助幼儿通过直观的方法学习语言,又能锻炼他们的表现能力和表达力。

为了帮助儿科护士工作起来更加得心应手,下面向读者介绍在指导幼儿进行儿歌表演时需要注意的问题。

(一)选择适合孩子的儿歌进行创编、表演

儿科护士选择的儿歌在内容上既要考虑幼儿的心理需求,又要兼顾儿歌的教育价值。应选择一些思想健康、艺术性强、富有趣味,又符合幼儿年龄特征和实际生活的儿歌。对幼儿来说,以小动物为内容的儿歌最受欢迎。形式上,应选择篇幅适宜、贴近生活的儿歌。这些儿歌与幼儿的生活比较接近,读到儿歌,随心而动,幼儿有时会不由自主地加上动作,如能朗诵与表演相结合,孩子表演起来就趣味盎然、其乐无穷。

(二)创设良好的语言环境,激发幼儿的表演热情

语言环境的创设在第十章已有介绍,下面将结合儿歌表演介绍怎样创设适合儿歌表演的环境。首先,在空间上,可以把环境中的各个区结合起来,借助表演区、娃娃家区、阅读区,为幼儿创设足够的空间,表演区的头饰、服装、道具都可以结合到儿歌表演的活动中。其次,在时间上,儿歌表演所需时间比吟诵儿歌或讲故事要长得多,一次活动不能完全结束,往往要经历几个阶段和周期才能完成。儿科护士可以根据实际情况,把儿歌表演活动由浅入深、由简单到复杂地划分为几个阶段来完成。

(三)对待幼儿的态度,要有充分的耐心

表演不是一件容易的事,特别是对年龄小的幼儿。在通常情况下,幼儿有表演的欲望,

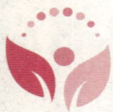

但是没有表演的能力或完成表演的耐心。这时候就需要儿科护士对活动进行有效的把握，理解幼儿的心理，有足够的耐心。在幼儿有表演兴趣的时候，要支持他们的想法，为他们提供帮助。当他们失去表演耐心时，儿科护士应适当地鼓励他们继续进行，或对原有的表演进行一些改变来顺应幼儿的兴趣，但绝不应该强迫或阻止他们表演。

附例：儿歌表演

小小猪

小小猪（用食指点鼻子成猪鼻子状），胖乎乎（两只手拍肚子）。耳朵大来腿儿粗（两只手放头上做耳朵状），走起路来摇尾巴（掐腰左右摇），唱起歌来呼噜噜（两只手握拳转圈圈）。

唐老先生有块地

唐老先生有块地呀，咿呀咿呀哟。

他在田边养小鸡呀（两手拇指食指相对，其他手指握拳，上下做啄状），咿呀咿呀哟。

叽叽叽，叽叽叽，叽叽叽叽叽叽。

唐老先生有块地呀，咿呀咿呀哟。

他在田边养小鸭呀（两手拇指食指相对，其他手指握拳，上下做啄状），咿呀咿呀哟。

嘎嘎嘎，嘎嘎嘎，嘎嘎嘎嘎嘎嘎。

唐老先生有块地呀，咿呀咿呀哟。

他在田边养小羊呀（两手放头顶，伸出拇指和食指，其他手指握拳），咿呀咿呀哟。

咩咩咩，咩咩咩，咩咩咩咩咩咩。

唐老先生有块地呀，咿呀咿呀哟。

他在田边养小狗呀（拇指顶住太阳穴，其余四指做扇状上下扇），咿呀咿呀哟。

汪汪汪，汪汪汪，汪汪汪汪汪汪。

♥ 问题与思考

1. 游戏的含义是什么？游戏有哪些特征？

2. 游戏对幼儿有哪些作用？

3. 什么是独自游戏？什么是集体游戏？什么是规则游戏？

4. 什么是幼儿故事？它有哪些特点？

5. 结合实际论述，教师应如何指导幼儿讲故事？

6. 儿科护士在指导幼儿儿歌表演时应遵循哪些原则？